马拉松赛医疗保障手册

主　审　李　刚　赵黎明

主　编　郝俊杰

副主编　李钦传　孙贵新

U0220055

上海科学技术出版社

图书在版编目（ＣＩＰ）数据

马拉松赛医疗保障手册 / 郝俊杰主编. -- 上海：
上海科学技术出版社，2023.10
　ISBN 978-7-5478-6325-1

　Ⅰ．①马… Ⅱ．①郝… Ⅲ．①马拉松跑－运动竞赛－
医疗保障－卫生服务－手册 Ⅳ．①R872-62

中国国家版本馆CIP数据核字(2023)第177880号

马拉松赛医疗保障手册

主　审　李　刚　赵黎明

主　编　郝俊杰

副主编　李钦传　孙贵新

上海世纪出版(集团)有限公司
上海科学技术出版社　出版、发行
(上海市闵行区号景路159弄A座9F-10F)
邮政编码201101　　　www.sstp.cn
上海盛通时代印刷有限公司印刷
开本 787×1092　1/32　印张 6
字数 105千字
2023年10月第1版　2023年10月第1次印刷
ISBN 978-7-5478-6325-1 / R·2836
定价：48.00元

本书如有缺页、错装或坏损等严重质量问题，请向印刷厂联系调换

内容提要

　　本书是一本专门介绍马拉松赛医疗保障内容的图书，主要对象马拉松赛医疗保障人员及相关人员。

　　共分三篇，"赛事规则篇"简要介绍马拉松赛的由来、比赛要求和各项规则；"医疗保障篇"详细介绍赛前医疗保障工作的组织准备、赛中赛后各场所医疗保障工作内容和流程，还对半程马拉松赛、女子半程马拉松赛的医疗保障工作做了专章介绍；"跑者保障篇"对马拉松赛跑者的身心健康评估要求、报名要求、赛前赛中赛后注意事项、常见伤病的救治做了详细介绍。

　　本书内容权威、实用，可作为国内各项马拉松赛医疗保障医护人员的培训教材，也可供马拉松赛组织管理人员、跑者和马拉松运动爱好者阅读参考。

编委会

主　审

李　刚　同济大学附属东方医院国家紧急医学救援队
赵黎明　同济大学附属东方医院国家紧急医学救援队

主　编

郝俊杰　同济大学附属东方医院国家紧急医学救援队

副主编

李钦传　同济大学附属东方医院国家紧急医学救援队
孙贵新　同济大学附属东方医院国家紧急医学救援队

编　委（以姓氏拼音为序）

曹　微　同济大学附属东方医院健康管理医学部
陈国庭　同济大学附属东方医院急诊创伤外科
冯　蕾　同济大学附属东方医院医务部
甘　迪　同济大学附属同济医院急诊创伤中心

胡　森　同济大学附属东方医院国家紧急医学救援队

季晟超　同济大学附属东方医院国家紧急医学救援队

金　刚　西安航天总医院急诊医学科

李　涛　上海体育大学运动健康学院

李　昕　同济大学附属东方医院国家紧急医学救援队

潘惠娟　上海市瑞金康复医院康复医学科

邵　钦　同济大学附属东方医院国家紧急医学救援队

史仍飞　上海体育大学运动健康学院

王泽宇　上海市瑞金康复医院康复医学科

杨　斌　河南省人民医院急危重症医学部重症医学科

杨杏静　同济大学附属东方医院国家紧急医学救援队

于芳芳　上海体育大学运动健康学院

张春芳　上海市浦东新区医疗急救中心

赵　想　同济大学附属东方医院国家紧急医学救援队

朱　冰　同济大学附属东方医院国家紧急医学救援队

序

　　《"健康中国2030"规划纲要》指出：健康是促进人的全面发展的必然要求，是经济社会发展的基础条件。实现国民健康长寿，是国家富强、民族振兴的重要标志，也是全国各族人民的共同愿望。体育是提高人民健康水平的重要途径，是满足人民群众对美好生活向往、促进人的全面发展的重要手段。习近平总书记在党的二十大报告中强调，要加快建设体育强国、推进健康中国建设。时代的要求和人民的期盼是推动体育和卫生健康两个领域同频共振、相向而行的重要力量。

　　马拉松作为一项古老而又充满魅力的长跑运动，不但可以促进全民健身事业快速发展，还可提高市民健康水平和文化素质。城市通过举办马拉松赛事可以提升城市文明程度、提高城市知名度，加快田径事业发展、促进体育产业升级，改善城市基础设施特别是体育设施，进而促进经济社会发展，提高城市综合实力。因此，近年来马拉松赛在中国迅速兴起。上海国际马拉松赛是国内重要的马拉松赛事之一，自1996年创始以来，赛事规模逐年扩大，2018年参赛人数高达38 000多人。

有效有力的卫生应急及医疗保障是大型体育赛事成功举办的重要支撑条件。由于马拉松参赛人数众多（常常数以万计）、环境因素复杂，意外事件如跑者猝死等不时发生，甚至出现严重的公共安全事件。同济大学附属东方医院（上海市东方医院）国家紧急医学救援队自2010年开始负责上海国际马拉松赛和半程马拉松赛终点区域医疗保障，在长期的实践中总结出了自己的马拉松赛医疗保障模式，成功救治马拉松赛伤病跑者数千人。本书是国内少有的专门介绍马拉松赛医疗保障工作的专业书，作者团队从赛事规则、医疗保障、跑者保障三个方面详细介绍了马拉松赛医疗保障工作的赛前组织准备、赛中赛后各场所医疗保障工作内容和流程、跑者的比赛注意事项、常见伤病的救治等。本书内容权威、实用，可作为国内各项马拉松赛医疗保障医护人员的培训教材，也可供马拉松赛组织管理人员、跑者和马拉松运动爱好者阅读参考。

2023 年 8 月

前　言

　　马拉松（Marathon）是国际上非常流行的长跑比赛项目，以全程马拉松赛最为普及。近年来马拉松赛在中国迅速兴起，中国田径协会发布的《2019中国马拉松大数据年度报告》数据统计显示，2019年全国共举办1 828场次规模赛事，覆盖国内31个省区市，参加人次达712万。但多项调查显示，参赛者多为业余跑者，普遍缺乏系统训练和大赛经验，在比赛中容易受伤或患病（以下简称伤病）。大多数马拉松赛跑者的伤病是轻微的，但也有一些跑者发生严重伤病需要现场抢救并需送往医院进一步救治，如心搏骤停、严重中暑、休克等，所以马拉松赛医疗保障工作就显得尤为重要。

　　目前国内外马拉松赛医疗保障主要采用以下几种模式：救护车伴随保障、急救人员伴随保障、分段医疗点保障、后方定点医院保障以及上述几种方法的混合模式，具体组成则有所差异。上海国际马拉松赛（以下简称上马）是国内重要的马拉松赛事之一，自1996年创始以来，赛事规模逐年扩大，2018年参赛人数达38 000人。同济大学附属东方医院国家紧急医学救援队自2010年开始负责上马的全程和半程马拉松赛终点区域医疗保障，在长期的实践和学习中总结出了自己的马拉松赛医疗保障模式，累计救治马拉松赛伤病跑者数千人。

本书是目前国内少有的专门介绍马拉松赛医疗保障的专业书，共分为三篇。"赛事规则篇"简要介绍马拉松赛的由来、比赛要求和各项规则，"医疗保障篇"详细介绍赛前医疗保障工作的组织准备、赛中赛后各场所医疗保障工作内容和流程，还对半程马拉松赛、女子半程马拉松赛的医疗保障工作做了专章介绍，最后"跑者保障篇"对马拉松赛跑者的身心健康评估要求、报名要求、赛前赛中赛后注意事项、常见伤病的救治做了详细介绍。本书可作为国内各项马拉松赛医疗保障医护人员的培训教材，也可供马拉松赛组织管理人员、跑者和马拉松运动爱好者阅读参考。

十余年来，同济大学附属东方医院国家紧急医学救援队先后有一百余名队员参与上马的全程和半程马拉松赛医疗保障，正是由于他（她）们的辛勤工作，充分保障了马拉松赛跑者的健康和生命安全，也是本书能够编写成功的基础，在此致以诚挚的谢意！承蒙上海市卫生健康委员会卫生行业临床研究专项基金支持，保证了我们的"马拉松赛终点区域医疗保障模式的优化研究"项目顺利完成，在此也表示衷心的感谢！最后，也特别致谢中华预防医学会灾难预防医学分会给予的学术支持和指导！

由于作者水平所限，本书难免有瑕疵和纰漏，真诚欢迎各位同道指正！

编　者

2023 年 8 月

目 录

赛事规则篇

医疗保障篇

跑者保障篇

赛事规则篇

一、马拉松赛的由来

马拉松赛（Marathon）是国际上非常流行的长跑比赛项目，分全程、半程和四分马拉松赛三种，全程马拉松赛最为普及，距离为42.195 km（亦有说42.193 km），一般所说的马拉松赛多指全程马拉松赛。

（一）起源与发展

马拉松赛的起源要从一场战役讲起。公元前490年，波斯皇帝大流士一世派军第二次远征希腊，在攻占并破坏了埃雷特里亚城后继续南进，在距雅典东北约40 km的马拉松平原登陆，雅典一边紧急动员全体雅典公民赴马拉松应战，一边派遣一名善于长跑的士兵斐迪庇第斯星夜奔往斯巴达求援。斐迪庇第斯是个有名的"飞毛腿"，他在2天内跑了246 km，于9月9日到达斯巴达求援成功后返回。9月12日晨，马拉松会战开始，雅典大获全胜，斐迪庇第斯又被派回雅典传信。为了让故乡人民尽快知道胜利的喜讯，他一个劲儿地快跑，当他跑到雅典时，已上气不接下气，激动得刚喊完"欢……乐吧，雅典人！我们……胜利了"，就因体力不支倒地身亡。

为了纪念这场战役的胜利和表彰尽职尽力的英雄斐迪庇第斯的功绩，在1896年举行的第一届现代奥林匹克运动会上，顾拜旦采纳了历史学家布莱尔的建议，设立了"马拉松赛跑"这个项目，第一届奥运会的马拉松赛就是从马拉松跑到雅典，当时的路程约40.2 km，在此后的比赛中，马拉松的距离各不相同，直到1924年，经国际田联规定，把当年斐迪庇第斯送信跑的里程——42.195 km作为马拉松赛跑的距离。女子马拉松开展较晚，1984年第23届奥运会才被正式列入比赛项目。

马拉松赛在世界各地广泛举行，著名的国际赛事有波士顿马拉松赛、纽约马拉松赛、柏林马拉松赛、伦敦马拉松赛、巴黎马拉松赛、火奴鲁鲁马拉松赛、斯德哥尔摩马拉松赛、阿姆斯特丹马拉松赛、鹿特丹马拉松赛。美国从1897年起举行波士顿马拉松赛，至2022年已举办了126届，成为世界上历史最悠久的马拉松赛。

（二）国内发展情况

自近代体育赛事传入中国后，1910年11月18日，中国历史上第一届马拉松赛在南京举办，赛道位于南京与镇江之间。1959年，马拉松赛被正式确立为全运会比赛项目；1981年，北京举办了首届北京国际马拉松赛，开创了中国城市马拉松赛先河；1998年，北京马拉松赛率先向社会大众开放。

近年来马拉松赛在中国迅速兴起，中国田径协会发布的《2019中国马拉松大数据年度报告》数据统计显示，2019年全年马拉松赛事数量持续增长，全国共举办1 828场次规模赛事（800人以上路跑、300人以上越野及徒步活动），覆盖国内31个省区市，参加人次达712万。国内比较知名的赛事有北京马拉松赛、上海国际马拉松赛、厦门国际马拉松赛、大连国际马拉松赛、中国郑开国际马拉松赛、重庆国际马拉松赛、武汉马拉松赛、杭州马拉松赛、无锡国际马拉松赛、广州国际马拉松赛、深圳国际马拉松赛、兰州国际马拉松赛等。

马拉松赛的魅力是"开放、包容、超越"，一是比赛场地的开放，马拉松赛的场地多从城市道路选取，对参赛者来说，每跑一步、每跑一段都可观赏到不同的风景；二是对参赛者的包容，无论专业运动员还是业余爱好者，大家都可以在一起比赛；三是对人类极限的不断超越。2022年9月25日，在第48届柏林马拉松赛上，肯尼亚名将埃鲁德·基普乔格以2小时01分09秒完赛，超越了此前由他本人保持的2小时01分39秒的世界纪录。

2019年底以来，由于新冠疫情在全球肆虐，多国的马拉松赛宣布取消或延迟，但随着新冠疫情的控制，马拉松赛重新焕发生机，继续在全世界蓬勃发展！

2022年4月27日，中国田径协会在全国路跑及大众田径工作会议上，对受理文件中路跑项目定义表述、距离设置以及反兴奋剂工作管理等方面进行了修订说明，并发布了全新中国路跑LOGO，重塑中国路跑新形象。为与世界田联竞赛规则中对路跑项目的定义表述一致、规范赛事标准距离、便于与世界田联积分体系匹配，根据世界田联竞赛规则中对于项目的描述，将"马拉松"改为"路跑"，将标准比赛距离设置为5 km、10 km、15 km、20 km、半程马拉松、25 km、30 km、马拉松及公路接力赛。

（郝俊杰）

二、马拉松赛的要求及比赛规则

马拉松赛属于公路赛跑类别下比赛项目，现已成为国际上非常普及的长跑比赛项目，全程42.195 km，分全程马拉松、半程马拉松和四分马拉松三种。其中，以全程马拉松比赛最为普及，一般提及的马拉松，即指全程马拉松。作为一项参赛人数众多，组织任务繁重的项目，需要遵循国际田联规则要求之外，还要根据赛事承办城市特点、赛事规划，按照该国田径协会审定竞赛规则、办赛指南，制定不同竞赛规程及参赛指南。按规定，在我国承办该类项目，应当遵循国家体育总局和相关部委规章及中国田径协会的规范性文件和通知，具体见《中国田径协会路跑管理文件汇编（2023）》。

（一）赛事要求

1. 马拉松赛一般在公路上进行，可采用起、终点在同一地点的往返路线或起、终点不在同一地点的单程路线，比赛的终点顺序由时间决定。马拉松赛路线需经过距离认证，如果没有认证，比赛总监必须提供有关如何测量路线的文件。在马拉松赛中，沿途必须摆放标有已跑距离的千米牌。

2. 赛事应有指定的比赛总监，负责监督赛事。

3. 比赛的起点和终点都提供水和其他饮料，每5 km为运动员设置一个补给站。补给站一般为用水站和饮料站，用水站提供饮用水和湿海绵等，饮料站除饮用水外还需提供能量型饮料。10 km以上的项目，饮水站和饮料站一般应该间隔设立。超过25 km的马拉松项目，补给站还应该提供能量补给品，如朱古力和香蕉等。条件允许情况下，可根据天气条件、比赛性质和参赛人员数量缩短补给站距离，例如缩短为2.5 km一个补给站，全程马拉松可以设立8个用水站和7个饮料站，半程马拉松可以设立4个用水站和3个饮料站。

4. 马拉松赛应不间断地进行，除非有自然突发事件，如雷暴、冰雹、龙卷风、电线倒塌、洪水、岩石滑坡等。

5. 马拉松赛原本没有设世界纪录，只有世界最好成绩，但国际田联（IAAF）为了刺激公路比赛的发展，决定从2004年1月1日开始，设立马拉松赛、竞走等公路比赛的世界纪录。

（二）比赛规则

1. 每位参赛者必须通读所参加赛事的竞赛规则全部内容及参赛指南，报名比赛将被视为接受竞赛规则所列内容。

2. 参赛者必须佩戴官方比赛号码，并且在正式比赛过程中必须始终佩戴。在整个比赛过程中，跑者必须保持在指定的路线上，并始终遵循赛事管理人员、安全官员和执法人员的指示。要求跑者在比赛日前查看比赛路线地图并了解路线设置。跑者若离开比赛路线将被自动取消比赛资格。

3. 参赛者必须步行、手摇轮椅（国际残奥委会规定的规则和指南）穿过整个比赛场地，在比赛期间不得使用自行车、直排溜冰鞋、滑板等。

4. 对于计时赛项目，所有跑者都将获得净时间作为个人的官方时间（计时系统记录的从跑者越过起跑线到跑者越过终点线的时间）。净时间将决定所有跑者的完成顺序。

5. 跑者应保留证明赛事完成的信息，如跑者证书、公布的赛事成绩、奖牌或证书。

6. 所有跑者应遵守体育比赛道德准则，不应阻挠速度更快的跑者超越。

7. 比赛前，跑者将在竞赛办公室领到自己的比赛套包，里面装有号码簿。比赛时跑者须按照指定方式将号码簿别在身前，按照要求寻找自己的起跑区分区，并且不能以任何方式折叠或更改号码簿，没有佩戴号码簿的跑者将被禁止进入起点区。

（李　涛　史仍飞）

参考文献

［1］刘兵，吕万刚，邹溪楠，季彦霞.马拉松赛事风险政府协调治理的理论内涵、现实困境与实现路径［J］.武汉体育学院学报，2022，56（12）：29-35.

［2］郭明月.我国马拉松赛事应急管理研究［J］.当代体育科技，2022，12（1）：91-94.

［3］刘尹，敬龙军，郭志诚.我国山地马拉松体育赛事风险防范困境与策略——以甘肃越野赛突发事件为例［J］.曲靖师范学院学报，2021，40（6）：104-109.

［4］中国田径协会.中国田径协会路跑管理文件汇编（2023）［EB/OL/G］.（2023-03-16）［2023-08-16］.https：//www.runchina.org.cn/#/notice/notice-detail/GG20237011.

［5］史仍飞，刘宇，冯强明.马拉松与健康100问［M］.天津：天津大学出版社，2017.

医疗保障篇

三、马拉松赛赛前医疗保障工作组织准备

（一）概述

跑道有限，激情无限。近年来，随着我国社会经济的快速发展，以及《全民健身计划（2021—2025年）》等文件的出台与实施，国内掀起了一股全民参与马拉松赛的热潮，马拉松赛事迎来井喷式发展，并成为全民健身平台之一。马拉松赛事虽然是拉动我国体育产业发展不可或缺的力量，但由于我国马拉松运动仍然处于初步发展阶段，并且马拉松属于具有一定风险的极限运动，如何防范跑者发生伤病以及突发伤病后如何处理与善后在马拉松赛事组织管理中举足轻重。面对全程42.195 km或半程的比赛，赛前我们需要认真组织准备医疗保障工作，以保障马拉松赛顺利成功举行。

（二）组织准备

1. 摸底前置风险，做好应急预案

医疗保障人员应有识别风险的能力，即对自然条件保持敏感性，能事先预估相关风险的程度与类型，对极端的情况做出赛前预判。首先，医疗保障人员在赛前要对赛道细节摸底：包括赛道路标设置（如夜间路标、路标方向、信号盲区标识、湿滑路段喇叭安装、较长无人区路段收容帐篷和避难所状况等）、赛道关闭时间、打卡点设置、通信覆盖情况、人员疏散等，进行细致考量；其次，要考虑赛事的天气风险：主要从冷热两方面考量。例如赛道高温路段放黑球仪（又称黑球温度记录仪，显示赛道的实感空气温度、湿度和辐射热、风速等，能够提醒和引导跑者更加科学健康地奔跑。黑球温度，也称实感温度，指辐射热环境中人或物体在受辐射热和对流热综合作用下的实际感受温度。该温度受太阳辐射影响大，对人体的热感觉影响强烈。在可以忍受的温度范围内，可比空气温度高 $2\sim3℃$）预测跑者的体感温度，夜间路段和低温路段放置风速计，有助于医疗工作者提前掌握天气变化带来的风险。最后，通过以上两方面的细节推测出跑者在某区域最易出现的身体问题，以及最易出现的体能问题或有风险的区域，把自然不可改变因素风险降到最低。根据以上的评估情况，配置各赛段的救援力量，

制订应急预案。

2. 划分医疗体系，配备急救装备

医疗保障方面应符合赛事标准，可将应急医疗保障体系分为医疗救治和医疗志愿者服务2个体系。医疗救治体系包含机动灵活的医疗小分队、定点医疗小分队和装备齐全的帐篷医院或定点医院3种救援力量。机动医疗小分队建议配备无人机、机动救护车、基础性救护装备等，主要任务是往返相邻2个打卡点之间，负责跑者的远程保障、救治比赛沿途突发伤病的跑者，早发现早救治，在黄金救援时间内提供第一医疗保障。定点医疗小分队建议设置在赛道的每个打卡点，并配备通气、止血、包扎固定等基本救治装备；其次配备心电图机、便携式氧气袋、自动体外除颤仪（AED）等特殊专科装备，主要任务是救治通过打卡点及机动救护车转运到打卡点需要救助的伤病跑者；遇到严重的伤病跑者在定点医疗小分队处理之后可转运到装备齐全的帐篷医院或定点医院。医疗志愿者服务体系对志愿者进行医疗救护知识培训，接受基本的心肺复苏、高级生命支持训练，使其具备基本的伤病救护技能，同时在志愿者服务点配置冷喷雾、创可贴、碘酒等基本医疗装备。除此之外，医疗志愿者工作时间长，要安排好轮岗轮班，防止疲劳作业的同时也要备好个人安全装备和技术装备，保护自己的安全。

3. 配备搜救装备

搜救装备是指搜索、发现伤病跑者，以确保伤病跑者能快速被找到并得到及时治疗的装备。目前国内现场搜救装备可按技术原理、搜寻距离和寻找方式进行分类。主要的伤病跑者搜救装备有约束式搜救装备、无约束式搜救装备,其中无约束搜救装备主要有手持式搜救装备、机载式搜救装备和移动式搜救装备。可配备机载式搜救装备,即搜救无人机,无人机具有响应速度快、探测覆盖范围广、飞行速度高、定位迅速、不受地形限制、安全可靠、能进入搜救人员不能进入危险区域等突出优点,在突发事件救援中有一定的优势。建议根据赛事规模、参赛人数配备一定数量无人机、雷达探测仪、陆航直升机和全地形救护车等智能装备,在救援中能够快速定位人员、精准投送医疗物资。

4. 配备立体后送装备

马拉松赛医疗救援中,"黄金一小时,白金十分钟",及时有效的救援可有效降低伤亡率。配备应急医疗救治与后送平台,包括救护车、帐篷医院、救护直升机等,确保后送、监护救治一体化,例如救援直升机,其具有反应速度快,救援过程受地形条件约束较小的特点,救援中发挥重要伤病跑者运送作用。同时建议参考军队战时医疗后送体系,建立现场急救、灾区周围救援、后方医院救治的三级医疗后送体系。

5. 加强信息化手段运用

通信网络覆盖是辅助医疗救援的重要组成部分,一个适当的通信系统能保证医务人员与跑者、组委会、警察、急救站、医疗帐篷之间快速方便地沟通，做到每一个工作人员可追踪，及时了解跑者位置、情况，赛事中遇到极端天气或突发状况可及时上报，启动应急预案，争取救援时间。建议在事故现场配备远程医疗救援系统，使之具备远程会诊、远程诊断、远程手术功能，实现全球通、全时通、动中通，增强医疗救治技术支援能力。

6.提高跑者安全意识

通过传统媒体和新兴媒体等手段，加强赛事参与者的安全意识和补充学习应急管理知识。医疗人员通过安全宣教、手机网页、参赛手册、广告牌等方式进行赛前安全知识、自救互救知识等的宣教，提高跑者的安全意识和应对突发事件的能力，让跑者明确无论何种比赛，健康和安全始终是第一位。第一，告知跑者在等待救援期间如何面对恶劣天气，例如，相应装备的使用、补给的补充、可能发生疾病的临床表现及简单处理方法；第二，掌握和控制比赛中可能出现的消化系统不适、肌肉痉挛、关节扭伤疼痛等生理和心理问题；第三，告知跑者遇到哪种天气或身体反应需要做出退赛决定，让跑者理性参赛。

（史仍飞　于芳芳）

参考文献

[1] 刘兵，吕万刚，邹溪楠，季彦霞.马拉松赛事风险政府

协调治理的理论内涵、现实困境与实现路径［J］.武汉体育学院学报，2022，56（12）：29-35.

［2］郭明月.我国马拉松赛事应急管理研究［J］.当代体育科技，2022，12（1）：91-94.

［3］刘尹，敬龙军，郭志诚.我国山地马拉松体育赛事风险防范困境与策略——以甘肃越野赛突发事件为例［J］.曲靖师范学院学报，2021，40（6）：104-109.

［4］中国田径协会.中国田径协会路跑管理文件汇编（2023）［EB/OL/G］.（2023-03-16）［2023-08-16］.https：//www.runchina.org.cn/#/notice/notice-detail/GG20237011.

［5］史仍飞，刘宇，冯强明.马拉松与健康100问［M］.天津：天津大学出版社，2017.

四、马拉松赛赛道医疗保障

（一）概述

马拉松赛属于一种挑战人类极限的运动项目，这就使其成为风险发生率较高的运动，不排除部分跑者未做系统训练仓促上阵使风险进一步增加。目前在"马拉松热"的大环境下，马拉松赛道多而杂，赛道质量参差不齐。科学规划马拉松赛道，主动全流程实施赛道医疗保障，避免包括"猝死"等不良事件发生，有效处置各类突发事件，推动马拉松运动健康发展。

马拉松赛道医疗保障过程中，每位医疗保障人员需要重视和提高对相关风险的预知。马拉松赛道医疗保障人员应由医疗指挥中心人员、赛道移动急救人员（急救跑者、急救骑行队、急救摩托车队、救护车医护人员）和赛道固定医疗站点医护人员组成。赛道医疗保障人员要主动观察赛道中的跑者是否存在或将要发生意外情况以识别出可能发生急危重症的跑者，第一时间干预。心搏骤停事件发生后的 3 ～ 5 min，迅速以除颤的形式为心搏骤停跑者除颤、及早的高级生命支持是救治成功的关键措施。

（二）组织领导

赛道所在地政府或医疗卫生部门应成立"××××年×××马拉松赛道医疗保障领导小组"，具体负责赛道医疗保障工作的组织领导和重要事项决策。现场急救队、急救中心、各定点医院要设置联络员。领导小组下设工作小组，组建医疗通信指挥中心，落实通信保障、应急处置、综合协调工作。

医疗通信指挥中心设置要求如下。

1. 总指挥 1 人

明确在赛道医疗保障工作的指挥职责，统筹医疗卫生资源。

2. 首席医疗官 1 人

行业专家担任，提供赛道风险、医疗救治建议，收集赛道突发各类信息确认后交总指挥。

3. 副总指挥 1 人

主要负责现场急救指挥协调，收集赛道信息汇总，确认后交总指挥。

4. 工作人员

"120"电话调度员、移动急救指挥联络员、医疗站点联络员、定点医院联络员、通信保障人员，各

1～3人，根据赛道开赛情况及人员规模组建通信保障小组、应急处置小组和综合协调小组。

"120"电话调度员参与赛道医疗指挥，确保救护车快速响应、有效处置伤情、高效转运至定点医院。"120"急救车可以放置定位仪便于整合。

5. 通信畅通

参与赛道医疗保障部门众多，确保通信信息畅通十分关键；使用移动对讲机与指挥中心对接，各种通信工具确保30 s内完成准确的马拉松应急事件汇报。

（三）赛前赛道医疗保障急救专项培训、考核和演练

1. 单项技能培训

（1）医护人员进行美国心脏病学会（AHA）–基础生命支持（BLS）专项和AHA–高级生命支持（ALS）专项培训，熟练掌握自动体外除颤器（AED）应用。

（2）救护车驾驶员和赛道移动急救人员（志愿者）进行AHA–拯救心脏（HS）或AHA–BLS专项培训。

（3）根据马拉松赛跑者的伤病特点进行专项培训，常见内科疾病包括通气过度综合征、失温、中暑、脱水、猝死、运动性胃肠道综合征等；常见外科伤病包括轻中度运动性损伤（水疱、擦伤、挫伤、肌肉和韧带拉伤）、严重损伤（骨折、脱位、头部损伤）等。医护人员能识别、评估、掌握优先处置原则。

2. 团队培训

（1）救护车急救团队和固定医疗点医疗站急救团队进行三人心肺复苏团队专项培训和考核，急救团队同质化、分工细化，赛道现场抢救定位明确。培训目标为：心搏骤停事件发生立即胸外心脏按压、2 min内AED到达、3 min内除颤、5 min内高级生命支持和10 min内转送定点医院。

（2）救护车急救团队多次、多点位地熟悉赛道路线，选择最佳送院路线演练。

（四）赛中赛道医疗保障方案

依据全马赛道现场医疗保障人员最低数量（表2-4-1）、半马赛道现场医疗保障人员最低数量（表2-4-2）、全马赛道现场医疗保障设施设备最低数量（表2-4-3）和半马赛道现场医疗保障设施设备最低数量（表2-4-4）等要求，结合赛道当地文化、赛道情况、天气情况、赛道视线情况落实医疗保障。赛道医疗保障人员应由医疗指挥中心人员、赛道移动急救人员（急救跑者、急救骑行队、急救摩托车队、救护车医护人员）和赛道固定医疗站点医护人员组成。全马和半马终点前多位置设置加强站点，主动全程流动性跟踪，快速响应有效处置各类应急事件。

表2-4-1　全马赛道现场医疗保障人员最低数量

报名参赛跑者（人）	≤4 999	5 000～9 999	10 000～19 999	≥20 000
指挥中心人员（人）	9	12	15	18
现场急救人员（人）	150	180	240	300
救护车（组）	15	15	21	23
起点医疗站点（组）	1	1	1	2
赛道医疗站点（组）	17	17	21	21
终点医疗站点（组）	1	2	4	8

表2-4-2　半马赛道现场医疗保障人员最低数量

报名参赛跑者（人）	≤4 999	5 000～9 999	10 000～19 999	≥20 000
指挥中心人员（人）	9	12	15	18
现场急救人员（人）	75	90	120	150
救护车（组）	8	8	11	13
起点医疗站点（组）	1	1	1	2
赛道医疗站点（组）	8	8	10	11
终点医疗站点（组）	1	2	4	8

表2-4-3　全马赛道现场医疗保障设施设备最低数量

报名参赛跑者（人）	≤4 999	5 000～9 999	10 000～19 999	≥20 000
指挥中心（个）	1	1	1	1
AED（台）	30	36	48	60

（续 表）

报名参赛跑者（人）	≤ 4 999	5 000 ～ 9 999	10 000 ～ 19 999	≥ 20 000
救护车（辆）	15	15	21	23
起点医疗站（个）	1	1	1	1
赛道医疗站（个）	17	17	21	21
终点医疗站（个）	1	2	3	4

表2-4-4 半马赛道现场医疗保障设施设备最低数量

报名参赛跑者（人）	≤ 4 999	5 000 ～ 9 999	10 000 ～ 19 999	≥ 20 000
指挥中心（个）	1	1	1	1
AED（台）	15	18	24	30
救护车（辆）	8	8	11	13
起点医疗站（个）	1	1	1	1
赛道医疗站（个）	8	8	10	11
终点医疗站（个）	1	2	3	4

1. 急救跑者

赛道中有配速员（又称官兔、兔子，是跑者的参照物，他们在赛中统一着装，身上带着配速气球，以稳定的配速和节奏带领跑者在预设的时间内顺利完成比赛，需赛前有条件招募）的设置，一般半马1小时30分钟、全马2小时30分钟后开始配置，间隔15 min。如果参赛人数不多，精英跑者不多，开始配置的时间也可以延后，但间隔15 min一档是统一的。因此，急救跑者（赛道中身着急救服，身心素质好，以赛道救护为主要职责的跑者，需赛前有条件招募）设置时既要考虑到配速员设置情况又要兼顾能有效发挥急救哨点的作用，关于急救跑者设置的一般原则是兼顾时间需求和数量需求。

（1）急救跑者招募时，报名者需提供以往马拉松赛完赛时间和1个月内的有规律训练成绩。

（2）根据成绩确定急救跑者的配速区间，若报名人数多，配速间隔要小，比如2 min/档；报名人数少，则配速区间大，比如5 min/档。

（3）半马完赛时间在1小时34～37分钟的，通常称为精英跑者，发生风险的概率较小，加之在这个时间段报名急救跑者通常较少（能力不够），所以设急救跑者的也比较少，通常没有（达不到此速度）。

（4）也有急救跑者能力一般，比如只能跑10 km，但半马或者全马不一定需要全程跟跑，可以投放到后10 km开始跑，以增加急救跑者密度，提高赛道急救应对能力。

2. 急救骑行队

每名医生携带AED设备，骑自行车在赛道上不间断往返巡视，主动发现需要帮助的跑者。一般赛道3～12 km段每2 km安排1名骑行队员，12 km后段每1 km安排1名骑行队员。配置要求：

（1）骑行救护队参加人员以急诊科医生为主，并接受过AED使用相关培训。

（2）现场每名医生随身携带 AED 一台，必要时进行现场除颤抢救。

（3）急救骑行队单独使用无线电与总部及时联络，便于调度救护车将伤病跑者转运到就近医疗救护点或定点医院。

3. 急救摩托车队

根据配速员设置情况，配置全程跟随的急救摩托保持警惕观察跑者，及时快速将存在健康风险的跑者劝离赛道，指引其至就近医疗保障点休息。

4. 救护车

每辆救护车安排 1 名驾驶员、1 名医生和 1 名护士（或者一名急救辅助人员）；以短信（或微信）方式发送具体信息给指挥中心。救护车布岗一般根据赛道具体情况，如视线情况和天气情况，在起终点布置 1～2 辆，每 1～2 km 布置 1 辆，15 km 后 1 辆/km。所有救护车在关门配速员（又称关门兔子，在马拉松比赛中，在计时器停止计时，也就是关门时间到达时完成比赛的配速员，他们的任务是在比赛规定的时间内完成比赛，确保所有参赛者都能公平地参与比赛）经过后在队尾跟随（跟随位置在队尾收容车与警车之间）并报告指挥中心。指挥中心根据赛道跑者移动速度及医疗保障空点随时通知救护车补位确保能第一时间响应。

具体要求：

（1）由救护车随车医生担任组长，负责统筹急救保障任务并以短信（或微信）方式发送具体信息给指挥中心。随车护士负责对讲机通信。

（2）救护车必须服从指挥中心的现场调度，未接到指挥中心命令不得擅自离岗，紧急状态下离岗须及时汇报。

（3）赛前车辆所有单位必须落实驾驶员对救护车进行一次车辆维护保养，确保性能良好；随车医护人员要根据救护车物品配备标准进行仔细核对和配备，务必确保所有物品、药品在有效期内，相关急救物资和设备充足、完好。重点检查随车除颤仪和高级气道配置。

（4）救护车要保障通信畅通，随时接受指挥中心调度。

（5）随车护士必须牢记各定点医院联系人姓名和联系电话，能在第一时间作出反应。救护车驾驶员应提前熟悉开往定点医院的最佳路线。

（6）救护车必须在比赛前 1 h 完成布岗。

5. 医疗站点

沿赛道设置医疗站点，起点 1 个，然后自 1 km 起每 2 km 设置 1 个医疗点，半马 15 km 后每 1 km 设置 1 个医疗点，最后 1 km 可以考虑每 200 ～ 500 m 设置 1 个医疗点，可以加强终点医疗点设置。各站点设置数名医护人员（至少 1 名医生 +1 名护士），设站点组长。

6. 定点医院

根据赛道概况确定定点医院具体数量，负责赛道现场转送至定点医院伤病跑者的院内救治工作。确定的定点医院联系人比赛当日加强比赛期间的值班医务人员力量，手机24 h畅通。比赛当日各定点救治医院开通绿色通道，组织急诊科、重症医学科、心内科、骨科和脑外科的专家在院内待命，随时准备接诊危重伤病跑者。

7. 现场抢救、转送、报告及撤离

（1）医疗点：如发现伤病跑者，第一时间干预并适时通过对讲机向指挥中心首报，随后在工作群内报送具体信息。伤情报告内容包括：跑者号码、伤病发生和救治时间及地点（赛道km数定位）、伤病情况、处置、救治医生/护士。

（2）救护车：救护车到达现场，随车护士第一时间向指挥部报告。医生在急救队员配合下开展急救，随车护士做好协作，适时向指挥部通报伤病跑者情况，并做好信息报送。

（3）现场处置：其他医疗保障人员、保障车辆如遇有伤病跑者，根据实际情况实施积极的对症处理，同时第一时间向指挥中心报告。

（4）群伤处置：发现多个伤病跑者，救护车无法全部转运时，按轻、重、缓、急的原则处理和转送，必要时报指挥中心调派其他救护车支援。

（5）救护车使用原则：救护车数量不足，定点医院较远，对救护车的使用应当谨慎。救护车主要承担重症伤病跑者的转运急救，对一些脚扭伤、皮肤擦伤的轻症伤病跑者，给予常规对症处理后，先安排他们在赛道边休息，待医疗保障任务完成后送医院进行进一步处理。

（6）撤离：所有赛道上的医疗保障人员必须等收容车驶过后确认后方没有跑者，按指挥中心要求转岗或直接撤离。

（五）赛道医疗保障汇报要求和标准

在接警、救治、转送过程中如遇有关比赛的异常情况时，各医疗点和救护车人员应及时向急救指挥中心汇报，由急救指挥中心协调处理，严禁不经汇报擅作主张自行处理。

1. 首次汇报

报告指挥，我是××岗位，在×～×km处（靠近的标志性建筑或交叉路口），有××人倒地/呼之不应/大汗淋漓/呼吸困难/胸闷不适/烦躁等，现在过去查看情况，OVER。

2. 二次汇报

报告指挥，我是××岗位，×～×km处（靠近的标志性建筑或交叉路口）跑者具体情况，意识清醒/模糊/丧失，呼吸/心率，需要支援/简单处理/已自行离开，跑者编号×××，OVER。

3. 终报

报告指挥，我是××岗位，跑者编号×××，初步诊断×××，×点×分，送往××医院，目前病情概况，OVER。

（六）信息汇总

比赛结束后，联络人要及时将所负责医疗站点的接诊人数、主要伤病情况、重伤跑者人数、重伤跑者基本情况及时汇总报现场指挥中心；急救中心要将出车次数、转运至定点医院伤病跑者人数、主要伤病情况汇总上报现场指挥中心；各定点医院要将接诊伤病跑者人数、伤病情况、伤病跑者去向等，汇总上报现场指挥中心。

（张春芳）

参考文献

［1］邵钦，高彩萍，张玥，季晟超，沈阳，孙贵新.上海浦东国际女子半程马拉松赛医疗保障的实践与探讨［J］.中国急救复苏与灾害医学杂志，2019，14（1）：98-99.

［2］甘迪，季晟超，孙贵新.2018年上海国际半程马拉松赛终点医疗保障实践［J］.中国急救复苏与灾害医学杂志，2020，15（3）：265-267.

［3］郝俊杰，孙贵新，陈鹤扬，李昕，黄国鑫，季斌，李钦传.上海国际马拉松赛终点区域医疗保障的实践与思考［J］.中华卫生应急电子杂志，2019，5（5）：304-306.

［4］山郑鹏，邵林海.马拉松参赛业余选手运动损伤调查——以2019年成都国际马拉松为例［J］.运动精品，2021，40（4）：85-86.

五、马拉松赛终点区域医疗保障

（一）终点区域跑者的伤病特点

终点区域，包括比赛终点线前100～500 m、终点线、食品发放区、奖牌发放区、赛后服务区（或称休息大厅）及上述区域沿线。

相对于全马赛，半马赛跑者发生伤病率更高，可能与半马赛业余跑者较多和报名审查宽松有关。此外，在整个赛程中，早期抵达跑者均为训练有素的高水平专业运动员，基本无伤病发生；中晚期抵达的跑者多为业余跑者，由于缺乏系统训练和比赛经验，则有较高的伤病发生率。这与较多研究结论相符。

跑者到达终点区域时，多发伤病是运动系统伤病和创伤性疾病，主要为肌肉痉挛、肌肉和/或关节拉伤、皮肤擦伤；也有部分跑者发生内科系统疾病，主要包括通气过度综合征、脱水、运动性胃肠综合征等，在气温较高时则有部分跑者出现中暑，气温较低时很可能发生低体温；有极少数跑者发生心搏骤停；另外偶见心理障碍。

（二）终点区域医疗保障的重要性

马拉松赛由于参赛人数众多且大多数为非专业运动员，缺乏系统训练和大赛经验，在比赛中容易发生伤病。同时，马拉松赛的赛程长，特别是在比赛后半程跑者体力消耗极大，缺乏长跑经验的业余跑者在比赛后半程更容易发生伤病。因此，大赛的医疗保障和救援显得尤为重要。

多项调查研究显示，在马拉松赛中跑者最常见的伤病中大多数都是轻微的，但也有一些发生严重伤病的跑者需要现场抢救并送往医院进一步救治，如心搏骤停、严重中暑、休克等。有学者回顾了美国波士顿马拉松赛的112年医学研究历史发现，共发表文献66篇，其中25篇与心脏病学相关，反映了人们对20世纪初存在并持续至今的运动心脏风险的担忧。

马拉松赛中心搏骤停甚至心源性猝死的案例屡见报道。国内一项研究分析了2012～2016年中国马拉松赛事中30起心搏骤停案例发现，心搏骤停发病率为0.8/10万人年，心源性猝死病死率0.47/10万人年。另外，该研究还显示，15～20 km赛段及全马最后的2 km赛段是心搏骤停和心源性猝死最高发的区域，其次为20～25 km赛段和最初10 km赛段。而21 km和

42 km段正是半马和全马的赛程终点。如2017年11月26日,首届上海长宁国际半程马拉松赛一名30岁跑者在距离终点150米处心搏骤停倒地,最终不幸死亡。因此,马拉松赛终点区域的医疗保障和救援非常重要,马拉松赛事中应加强后半程医疗力量的配置。

(三)上海模式:终点区域医疗保障

由上海市东方医院负责组建的中国国际应急医疗队(上海)暨国家紧急医学救援队自2010年开始负责上海国际马拉松赛及半程马拉松赛(以下简称上马)的终点区域医疗保障,积累丰富经验,救治跑者数千人。在多年承担马拉松赛终点区域医疗保障的基础上,团队通过预设方案演练和大赛保障实践相结合的研究方法,即根据马拉松赛终点区域医疗保障中遇到的实际问题制定相应方案进行演练,马拉松赛(全程和半程)终点区域医疗保障和预设方案演练交替进行,不断优化马拉松赛终点区域医疗保障方案,具体包括从马拉松赛终点区域医疗保障点设置和人员分配、医疗技术力量配置和分组、人员培训方案和课程、工作流程和信息化支持、医疗保障设备和物资配置等方面进行优化研究,逐步探索总结出马拉松赛终点区域医疗保障的"上海模式",可供全国同道借鉴。

1.上马终点区域场地及气候情况

马拉松比赛的理想天气是凉爽干燥,气温最好在

7～13℃，低湿度，这样的天气条件有助于防止过热和过度出汗，避免中暑，另外也避免了气温过低导致失温。一般地说，马拉松赛往往在春季和秋季举办，这两季气温温和，极端天气情况较少。上海四月份和十一月份白天平均气温在十余度，空气湿度相对较低，人体感觉舒适，适合户外运动，因此上海国际全程马拉松赛在秋末冬初（每年十一月份）举行，终点多设置在上海体育场；上海国际半程马拉松赛在春末夏初（每年四月份）举行，终点多设置在东方体育中心。

2.上马终点区域医疗点设置

（1）终点医疗救护中心（站）：在距离终点线50～100米处设置，负责指挥协调、危重伤病抢救、普通伤病处置、物资设备支援等。内设：① 指挥协调区；② 危重伤病跑者抢救区，床位4～6张，标配氧气瓶、心电监护仪、除颤仪、气管插管箱、血气分析仪及抢救药品；③ 普通伤病跑者处置区，配备若干床位和座位（具体数量依据参赛人数而定），负责对轻微运动系统和创伤伤病跑者的快速处置；④ 物资设备支援区，存放备用药品、设备和其他物资。

（2）现场抢救小组：在终点线冲刺区域设置，备AED 1台，负责冲刺区域突发伤病跑者的现场急救。

（3）中途医疗保障点：在终点线至赛后服务区中间设置1个，备AED 1台，负责跑者冲刺后身心调整期间发生伤病的处置和应急救援。

（4）医疗保障点：在赛后服务区（休息大厅）设置

1个，备 AED 1 台，负责休息大厅伤病跑者的医疗保障。

（5）机动巡回小组：1个，备 AED 1 台，在终点线至赛后服务区沿线机动巡逻，负责沿途突发伤病跑者的处理。

（6）转运小组：负责将各处发生的危重伤病跑者或不能行动的伤病跑者送至终点医疗救护中心（站）。

3. 上马终点区域医疗保障设备与物资的配备

主要包括：医疗帐篷、折叠式病床、一次性床罩、一次性保温毯、氧气瓶、心电监护仪、除颤仪、气管插管箱、血气分析仪、便携式超声仪、轮椅、推车式担架、对讲机、相关药品（详细目录参见"八、马拉松赛药品保障"章节）和"××年上海国际马拉松赛病例情况表"若干份。除此之外，还将轻伤员转运车、监护转运车、监护手术车、物资转运车、通信指挥车等大型救援车辆配备在终点区域，加强医疗保障和应急处置能力，以应对突发情况下救治和转运大批量伤病跑者；同时延请上海市医疗急救中心配备数辆"120"急救车待命。

4. 上马终点区域医疗保障人员的配备

（1）医生：应涵盖急诊外科、骨科、脑外科、心胸外科、急诊内科、心内科、神经内科、ICU、麻醉科、康复科和心理科等多个学科的医生。

（2）护士：主要为急诊护士。

（3）医技人员：应包括超声科、检验科、药剂科人员等。

（4）后勤人员和救援车辆司机：主要负责转运伤病跑者、驾驶救援车辆、搬运设备和物资。

（5）设备科人员：保障医疗设备处于良好状态。

（6）信息科人员：进行信息支持。

（7）志愿者：协助保障工作。

5.人员分组及职责

（1）指挥协调组：驻扎在终点医疗救护中心（站），由医院副院长暨救援队副总队长任总指挥，包括救援队执行队长、医务科长、医疗保障组组长等人员组成，负责整个终点区域医疗保障和救援的现场指挥，并负责与大赛各部门的协调，决定伤病跑者的转运，联系"120"急救车和各定点医院联络员。

（2）冲刺区域现场抢救小组：包括组长、医生、护士，负责冲刺区域突发伤病跑者的现场急救。

（3）转运小组：包括组长、后勤人员、志愿者，一般均应具备BLS资质，负责将各处发生的危重或不能行动的伤病跑者送至终点医疗救护中心（站）。

（4）危重及内科疾病抢救小组：包括内外科医生、麻醉医生、护士等。

（5）运动损伤及创伤处置小组：包括外科和康复科医生、护士、志愿者，负责轻度运动系统和创伤伤病跑者的快速处置。

（6）沿线医疗保障点：包括内外科医生、护士和志愿者。

（7）休息大厅保障组：由内科、外科、心理科和康复科医生、护士、志愿者组成。

（8）机动巡回小组：包括内外科医生、护士。

（9）物资设备供应小组：由后勤人员组成。

（10）宣传组：包括救援队和医院宣传干事。

（11）伤员分类及登记小组：在终点医疗救护中心（站）设专职护士（具有分诊经验）负责，并由志愿者协助，在其他小组则由护士兼任。

（12）信息支持小组：由医院或救援队信息部工作人员负责。

（13）志愿者团队：分布于各个小组，协助医疗保障。

（14）定点医院联络员。

（15）司机组：由救援车辆司机和"120"急救车辆司机组成。

6. 工作流程

发现伤病跑者时，现场医生根据其伤病程度及发生区域决定直接就地治疗或转运至终点医疗救护中心（站）进行救治，凡是危重伤病跑者一律由转运小组转运至终点医疗救护中心（站）进行救治。

送至终点医疗救护中心（站）的伤病跑者，经分诊安置在危重伤病抢救区或普通伤病处置区，观察后经医生判断决定伤病跑者离开终点医疗中心（站）或转运至定点医院进一步救治，如需转运至定点医院进一步救治，由医生报请现场指挥协调小组，后者决定伤病跑者的转运并负责与"120"急救车及定点医院的协调。

对于突发心搏骤停的跑者由第一发现人员就地实施初级心肺复苏，并联系转运小组尽快转运至终点医疗救护中心（站）进行高级心肺复苏。

（郝俊杰　孙贵新）

参考文献

[1] 周丹丹，顾星，杨宏仁，孙喆，徐侃，洪江，李彤. 上海国际马拉松赛事医疗安全保障工作的思考 [J]. 中华危重病急救医学，2016，28（10）：937-939.

[2] 彭雪，马炬. 重庆国际半程马拉松赛终点医疗保障 [J]. 解放军医院管理杂志，2016，23（9）：825-826.

[3] 郝俊杰，孙贵新，陈鹤扬，李昕，黄国鑫，季斌，李钦传. 上海国际马拉松赛终点区域医疗保障的实践与思考 [J]. 中华卫生应急电子杂志，2019，5（5）：304-306.

六、马拉松赛定点医院应急医疗流程

上海市东方医院作为上海国际马拉松赛及上海国际半程马拉松赛的医疗保障定点医院，至2022年，上海市东方医院已连续12年为该两项赛事提供医疗保障服务，其间共接诊转至我院的伤病跑者数十人，圆满完成了医疗保障任务。

（一）定点医院应急医疗工作要求

由主管院长挂帅，首先制订马拉松赛事专项医疗保障工作方案，规范工作流程和应急救治预案；开辟马拉松赛专门救治区域，建立就诊"绿色通道"；预留病房床位、ICU专用床位和手术室；加强急诊值班医务人员力量，组建院内马拉松赛医疗救治专家组，做好批量伤病跑者接收准备，及时处置来院伤病跑者。

（二）定点医院应急医疗人员分组和职责

详见图2-6-1。

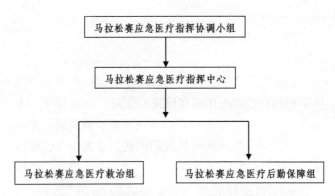

图2-6-1　马拉松赛定点医院应急医疗组织架构图

1. 马拉松赛应急医疗指挥协调小组

由医务部领导，包括护理部、门急诊办、运行管理部、保卫科等部门组成，负责组织、部署整个院内的医疗救治，并负责与院内各部门协调，随时与前方现场赛事医疗保障组保持联系；护理部组织协调护理人员到位。下辖马拉松赛应急医疗指挥中心。

2. 马拉松赛应急医疗救治组

根据参赛跑者的伤病特点，院内马拉松赛应急医疗救治组主要由急诊内外科、心血管内科、呼吸内科、神经内外科、骨科、重症医学科、麻醉科等医护人员组成。急诊内外科负责伤病跑者接诊、分诊，根据伤病跑者的病情和数量，院内马拉松赛应急医疗救治组进行院内救治增援。

3. 马拉松赛应急医疗后勤保障组

运行管理部负责召集护工组成护送队，负责转运护送伤病跑者至指定区域。保卫科负责安排现场保安维护秩序，建立隔离区。

（三）定点医院应急医疗流程

详见下页图2-6-2。

1. 医院马拉松赛应急医疗指挥中心接到前方赛事伤病跑者来院救治信息后，通知急诊科启动院内救治流程，安排专职护士负责接诊并核对身份信息，由急诊科负责接诊、分诊，进入相应的诊疗区域，急诊护士长协助分诊，分诊后各区域组织抢救。

2. 急诊抢救室专用区域设立红区、黄区、绿区。外科伤病跑者救治由院内马拉松赛应急医疗救治组外科小组组长组织抢救，内科伤病跑者救治由院内马拉松赛应急医疗救治组内科小组组长组织抢救，根据伤病跑者病情安排救治的医护人员人数。处置观察后经医生判断决定伤病跑者可以离开医院或入院进一步治疗（包括急诊手术）。如需住院（急诊手术）时，由医生报请医务部后办理入院手续或急诊手术。手术室和重症监护室做好随时接收伤病跑者的准备。

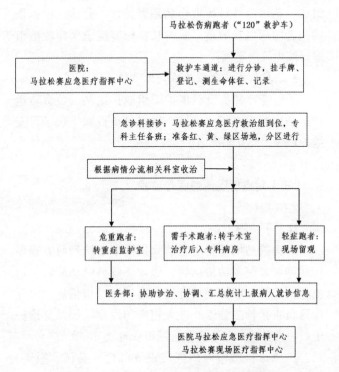

图2-6-2 马拉松赛定点医院应急医疗流程图

3. 护理部安排人员落实伤病跑者的信息登记、标识、转归和人员去向，并进行统计。

4. 信息上报：医务部收到所有来院伤病跑者诊治信息后，经院领导暨马拉松赛应急医疗指挥协调小组审批后，由医务部负责向前方马拉松赛医疗指挥中心汇报。

（四）回顾总结

1. 高度重视，积极部署

由主管院长挂帅，成立院内马拉松赛应急医疗指挥协调小组，组建马拉松赛应急医疗指挥中心，下设马拉松赛应急医疗救治组和马拉松赛应急医疗后勤保障组。各组分工明确，职责鲜明。

2. 完善预案，周密组织

根据马拉松赛医疗保障要求，结合医院实际情况，制定了完善的院内马拉松医疗保障预案。根据多项调查研究，马拉松赛送至定点医院的伤病跑者多以心搏骤停、严重中暑、休克等为主，故马拉松赛应急医疗救治组由急诊科、心血管内科、呼吸内科、神经内科、重症医学科、麻醉科等人员组成。

3. 加强培训，熟悉流程

加强有关人员的急救知识和技能培训，根据实际情况开展各种应急模拟演练，不断提高应急反应能力和医疗救治水平。

4. 协调沟通，保障畅通

在医务部的组织、部署和协调下，护理部、门急诊办、运行管理部、保卫科等各部门通力合作，协调统一，畅通救治通道，确保任务顺利完成。

（冯　蕾）

七、马拉松赛定点医院急诊科应急医疗流程

（一）概述

马拉松赛伤病跑者（以下简称伤病跑者）被转运至马拉松赛医疗保障定点医院后首先接诊的科室就是急诊科。急诊科在处理伤病跑者时，集中提供最有效的治疗与护理，起着承上启下的枢纽作用，衔接院前救护并为延续患者的生命提供进一步生命支持。为确保能够及时、迅速、高效、有序地处理伤病跑者，保障伤病跑者的生命安全，结合多年马拉松赛医疗保障经验，总结制订马拉松赛定点医院急诊科应急医疗流程。

（二）马拉松赛定点医院急诊科应急医疗流程

1. 成立"马拉松赛应急救治急诊专班"，负责马拉松伤病者院内急诊救护工作。

2. 制订"马拉松赛定点医院急诊科应急救治预案"，平日里加强培训学习。

3. 准备床位、抢救器材、药品、降温或保暖物品等，做好物资准备。

4. 开辟急救绿色通道

遵循先抢救治疗，后统一结算医疗费用的原则，预检分诊员按伤病跑者人数及就诊顺序依次编号，采取先救治后挂号的方式立即开展工作，避免因费用问题延误抢救的情况发生。

5. 分区急救

伤病跑者到来后，急诊科医护人员迅速分诊、分区、分治，避免混乱。急诊科根据马拉松伤病者病情，将其分为急危重症、普通重症、非重症三级，安排伤病跑者进入相应的诊疗区域，重症伤病跑者直接安排进入急诊抢救室。

（1）伤病跑者分区标准：

1）轻度：生命体征基本正常，如一般挫伤、擦伤。

2）中度：如单纯骨折，创伤后少量出血等短时间内不会危及生命。

3）重度：危及生命者，如窒息、大出血、休克、心室颤动、昏迷等，需要得到及时抢救治疗。

4）死亡：意识丧失、呼吸心跳停止、大动脉搏动消失、瞳孔散大且固定。

（2）标记：每位伤病跑者左手臂上部系一醒目标示牌，内插伤病卡，上面填写伤病跑者的编号、日期、时间、姓名、性别、年龄、受伤部位、药物过敏史等，并按病情轻重，用黑、红、黄、绿四种不同颜色的色条粘贴在卡上，四种颜色代表不同的伤情（由护士根据医生分类后执行）。黑色→死亡；红色→危重；黄色→中度；绿色→轻度。

6. 分工协作

（1）指挥联络：由急诊科主任和护士长承担，负责现场急救工作指挥，统一调配，联络医院"马拉松赛应急医疗指挥中心"及检验科、放射科、药房、血库、手术室等相关科室，确保救治流畅，落实报告程序。

（2）科学合理分诊：准确预检分诊是有效救治的重要保证，由两名急诊科有经验的高年资护士负责，按编号及时给伤病跑者做好带腕带标识，并迅速检伤分类，做到不遗漏、不怠慢，尤其要重视无陪护、语言沟通困难的伤病跑者。重症伤病跑者及时送入抢救室，轻症伤病跑者安排到清创室或候诊室，实现合理、快速分流。

（3）抢救小组：由具备抢救经验的医师及护士负责，执行"分床到人，责任到人"的首诊负责制，现场保证一位重症伤病跑者由一位医师和两位护士全程负责，护士主要任务是协助医生采取各种抢救措施救治危重伤病跑者，负责给危重伤病跑者连接心电监护、建立静脉通路、查心电图、用药、采集血液等检验标本、外送伤病跑者做检查与途中监护，确保伤病跑者安全，并详细记录伤病跑者病情变化。

（4）送检小组：由一名低年资护士和工勤师傅组成，负责标本送检和分流至各病区的伤病跑者的转运工作。

（5）记录员：由一名护士负责记录"马拉松赛伤病跑者汇总表"，包括伤病跑者的姓名、性别、年龄、联系方式、病情等基本信息，汇报给护士长及医院马拉松赛应急医疗指挥中心。

（三）批量伤病跑者救治经验

1. 快速反应、沉着冷静

在遇到批量马拉松赛伤病跑者事件后，一定要立即反应，对伤病跑者数量、伤情做一个大概的评估。并立即分组分工，保证指挥正确，责任到人。实行批量伤病跑者编号制，用编号代替病者姓名，忽略性别年龄等信息，使各种申请单、报告单、X线片、CT结果、用药情况对号入座。

2. 快速分类、责任到人

积极抢救伤病跑者，快速分类。急诊科按创伤的严重性，将批量伤病跑者分成三类，并依轻、重、缓、急决定优先处理次序。对于意识尚可的伤病跑者关注受伤部位及程度，并将其分组，互相照应分流到急诊各诊室，并为每组配置一名分管护士，积极协助医生处理伤情。对重症伤病跑者进行积极抢救，待病情平稳后由轻症伤病跑者床前陪护，并指定分管护士，若有病情变化立即报告主管医生。在护理中，也应注意周边伤病跑者的病情变化。遇到问题及时报告主管医生。责任到人，也就意味着护士对伤病跑者的整体情况掌握，并动态监测。

3. 绿色通道，积极抢救

报告"医院马拉松赛应急医疗指挥中心"，开放绿色通道，先处置后收费体现"时间就是生命"的宗旨，积极抢救生命，最大限度降低残疾率、减少并发症。意识不清的伤病跑者，优先送入抢救室，进行积极抢救，包括建立静脉通道、清理呼吸道、吸氧、心电监护、止血等急救措施。

4. 以人为本，主动关怀

抢救过程中要体现"以人为本"的护理精神，不仅要积极救治伤病跑者，也要注重心理护理。伤病跑者们不仅身体上受到了伤害，同时在心灵上也充满了不安与恐惧，所以医护人员应该主动关怀伤病跑者，积极疏通，减轻恐惧，使伤病跑者情绪和心理平稳下来。

（四）技能培训

要制订培训计划和编写培训教材，要有考核标准和奖惩措施，确保培训实效。主要培训内容如下。

1. 相关法律、法规

例如《突发公共卫生事件应急条例》《突发公共卫

生事件医疗救治体系建设规划》《传染病防治法》《突
发公共卫生事件应急处理流程》等法律、法规。

2. 预案、流程

突发事件应急预案，群体伤病员处理流程，传染
病的消毒隔离知识和上报流程。

3. 急救医学知识及技能

包括CPR、创伤救护技术技能（创伤现场救护-止
血-包扎-固定-搬运）、意外伤害（交通事故-触电-溺
水-急性中毒-烧伤-烫伤）救护及处理、急危重症伤病
跑者的急救技能、自然灾害及意外事故状态下自救互
救技能。

4. 心理素质培训及救治技巧

怎样联络报警，怎样接近伤员等。

5. 急救设备使用

各种抢救仪器、设备熟练使用和抢救技术操作，
呼吸机、监护仪、简易呼吸气囊、输液泵使用，吸痰、
吸氧、输液、输血、气管插管、洗胃、动脉采血等
操作。

（五）模拟演习

模拟演习（训练）可以提高应急队伍的救治水平
和反应速度，各种预案只有在反复演练中才能确保启
动时顺利实施。演练形式包括紧急集合出动、模拟意
外事故现场抢救、模拟启动各级预案等。通过演练不

仅可以使大家了解、掌握预案，还可以检验预案是否合理、科学、全面，以便及时进一步修改完善。建议每年在马拉松赛举行前都要进行专题应急模拟演习，提高医务人员综合应急处理能力。

（六）回顾总结

每次伤病跑者抢救结束后，急诊科组织全科人员进行专题讨论，对应急预案的启动、抢救过程的组织、护理流程的具体操作及抢救中具体环节的质量控制进行分析，并对本次抢救工作的成功之处和需要强化、提高的方面认真做出总结，对伤病跑者的急救提出新的建议，并以此为根据对应急预案予以修正、细化，提高操作性，使预案更加科学合理。

伤病跑者具有不可预料性、紧急性、批量性、复杂性、多变性，且场面混乱、社会关注度高，但与其矛盾的是急救力量不足而伤病跑者需要紧急处理、重症和轻症要迅速分清、急救物资的短缺等问题。所以一个快捷、有效的救治流程预案，在解决批量伤病跑者救治上显得尤为重要。

（杨杏静）

参考文献

[1] 潘子杰，邢通，赵祎，崔翔，张晗，王莉荔，陈力. 智

能眼镜在大规模伤亡事件检伤分类中的应用进展［J］.中华危重病急救医学，2021，33（2）：244-248.

［2］郭佩英.一体化绿色通道新模式在批量伤员急救诊治中的临床应用探讨［J］.基层医学论坛，2021，25（9）：1255-1256.

［3］江珉，方芳，夏书勤，杜棣.基于桌面推演批量伤员紧急救治护理预案的构建［J］.西南国防医药，2020，30（10）：941-943.

［4］王烽，王旭东，张立申.基层医院批量伤员的院外与院内救治［J］.中国急救复苏与灾害医学杂志，2018，13（3）：294-295.

［5］周丹丹，顾星，杨宏仁，孙喆，徐侃，洪江，李彤.上海国际马拉松赛事医疗安全保障工作的思考［J］.中华危重病急救医学，2016，28（10）：937-939.

［6］胡小琴.北京国际马拉松赛运动伤病和猝死调查分析［J］.中国运动医学杂志，2006，25（6）：719-720.

［7］郝俊杰，李钦传，孙贵新，李昕，李刚，刘中民.马拉松运动员通气过度综合征的特点与处理［J］.中华卫生应急电子杂志，2018，4（5）：306-307.

［8］许臻晔，段宝华，刘养洲，廖育鲲，诸亦然，何智纯，马宏赟，陆乐，陆一鸣.马拉松心搏骤停现场急救分析与赛事保障的探讨［J］.中华急诊医学杂志，2017，26（1）：61-64.

［9］徐奕丽，何智纯，徐昌，马宏赟，何懿，程华，吴寰宇，董晨.2014年上海国际马拉松赛：参赛者的就诊情况与危险因素［J］.环境与职业医学，2016，33（2）：108-112.

八、马拉松赛药品保障

（一）概述

马拉松赛医疗保障过程中常见的伤病，主要集中在肌肉痉挛、韧带损伤、擦伤裂伤、水疱等，人数可达百人以上，大多与技术动作不规范、准备活动不充分、旧伤复发、运动性疲劳、场地不合理等有关。马拉松运动对心肺功能和体能要求极高，会在短时间内增加心肌损伤和心源性猝死的风险。运动诱发低氧血症和过低的静脉氧分压具有诱发心脑血管意外的潜在危险。在赛事中常见的症状有胸闷、心慌，偶有发生心律失常、心搏骤停甚至猝死的病例。虽然各医疗保障点通常都会配备除颤仪和专业医护人员进行心肺复苏，但及时给予药物治疗能加快轻症伤病跑者恢复，也能为重症伤病跑者转移至后方医院赢取时间。

药学部作为医学技术部门，在马拉松赛中主要辅助医疗保障救援队医生准备马拉松赛医疗保障所需的相应药品，并在现场参与组建马拉松赛医疗保障点。药品的准备工作从赛事筹备初期即开始着手编订应急预案，并根据当次马拉松赛特点以及医疗保障救援队医生需求，确定药品种类及数量，方案确定后提交医疗保障救援队和药学部上级领导进行审批，最后由药库特事特办，采办最新批次药品。

（二）备药原则

现场急救首要目的是快速缓解症状，解除危及生命的体征。创伤备药原则是轻症足量、重症有备、起效迅速，清单中的药品足以缓解一般的轻度创伤，需要考虑的是大量伤病跑者有需求时能否及时满足，以防伤病跑者在有限的医疗区域内聚集。猝死和心脏病是现场急救的重中之重，抢救用药种类宜齐全，方便医生根据伤病跑者病情做出选择。同时，还要考虑到可能出现严重创伤、内脏出血等高危病情，适当准备足以应对现场手术的辅助药品。

（三）药品种类

药品的种类应在精简的同时兼顾适应证，以覆盖绝大部分可能出现的情况。比如治疗运动性哮喘，二羟丙茶碱注射液加上氨茶碱注射液，选择这两种注射药物配合沙丁胺醇气雾剂，足以应对绝大部分有哮喘症状的患者。除了基本药品外，携带药品的种类还需结合天气、赛道等因素综合考虑，如气温高时需要多准备防暑药品，气温低需要多准备呼吸系统药物。赛事医疗保障的内容不仅限于跑者，还应考虑志愿者和现场工作人员，可适当准备止泻药、晕车贴等防护药品。

（四）药品预案与前期准备

马拉松赛药品预案适用于绝大多数城市公路马拉松赛，准备数量一般按照每万人为单位。在赛前应从组委会得到大致参赛跑者的人数和年龄分布情况，并以此为依据合理修改预案。预案需要充分考虑以下几点。

1. 天气

有研究表明，在马拉松赛事中气温每升高1℃伤病风险将增加1.013倍。因此，在制订预案过程中需要及时关注天气情况，过冷过热和下雨下雪均会导致创伤和心血管疾病风险增加。如遇到特殊天气可按照预案以5%为最小单位进行增加。

2. 赛道

山地、越野马拉松不同于公路赛道，有统计表明在发生运动损伤的各项原因中场地湿滑占到了28.07%，除了常见的肌肉拉伤、关节扭伤外，被树丛灌木划伤的概率也较高。因此，如果是非公路赛事，需要考虑这部分因素对相应药物进行增加补充。

3. 参赛人员

业余跑者在比赛中的心肺功能负荷过大，其骨骼肌、心肌等组织的肌酸激酶（creatine kinase，CK）指标在赛后上升显著，足以造成可逆性运动性心肌细胞损伤。越是参赛门槛较低的比赛，特别是赛程较短的比赛，报名的业余跑者也越多，携带药品的数量反而需要增加，全马的伤病率普遍低于半马的伤病率也印证了这一现象。此外，虽然有研究表明男女运动损伤的差异并没有统计学意义，但在女子马拉松比赛中仍需考虑女性特殊生理情况。

（五）常规公路马拉松赛医疗保障药品清单

以下列举了常规公路马拉松赛医疗保障药品清单以供参考（表2-8-1、表2-8-2、表2-8-3）。

表2-8-1　马拉松赛药品保障的创伤性损伤用药（每万人）

药品名称	给药途径	规格	数量
伤科灵喷雾剂	外用	70 ml/瓶	50瓶
松节油	外用	500 ml/瓶	2瓶
3%过氧化氢溶液	外用	100 ml/瓶	10瓶
10%碘伏溶液	外用	100 ml/瓶	2瓶
氨甲苯酸注射液	注射	10 ml/支	10支
酚磺乙胺注射液	注射	0.25 g/支	20支
塞来昔布胶囊	口服	6片/盒	5盒

表2-8-2　马拉松赛药品保障的非外伤性损伤用药（每万人）

药品名称	给药途径	规格	数量
盐酸肾上腺素注射液	注射	1 mg/支	20支
盐酸异丙肾上腺素注射液	注射	1 mg/支	10支
尼可刹米注射液	注射	0.375 g/支	10支
盐酸洛贝林注射液	注射	3 mg/支	20支
重酒石酸间羟胺注射液	注射	10 mg/支	20支
盐酸多巴胺注射液	注射	20 mg/支	20支
多巴酚丁胺注射液	注射	20 mg/支	20支
注射用盐酸纳洛酮	注射	0.4 mg/支	20支
硫酸阿托品注射液	注射	0.5 mg/支	20支
胺碘酮注射液	注射	150 mg/支	12支
呋塞米注射液	注射	20 mg/支	20支
氨茶碱注射液	注射	0.25 g/支	20支
二羟丙茶碱注射液	注射	0.25 g/支	20支
地西泮注射液	注射	10 mg/支	20支
地塞米松磷酸钠注射液	注射	5 mg/支	20支
盐酸利多卡因注射液	注射	0.1 g/支	10支
盐酸消旋山莨菪碱注射液	注射	10 mg/支	20支
甲氧氯普安注射液	注射	10 mg/支	20支
麝香保心丸	口服	24粒/盒	5盒
硝酸甘油片	口服	100片/瓶	2瓶
硝苯地平片	口服	100片/瓶	2瓶
氯雷他定片	口服	12片/盒	2盒
藿香正气丸	口服	30粒/盒	4盒
盐酸小檗碱片	口服	24片/盒	2盒
沙丁胺醇气雾剂	吸入	200喷/瓶	6瓶
清凉油	外用	3 gl/盒	2盒
风油精	外用	6 ml/瓶	2瓶
晕车贴	外用	10贴/盒	2盒

表2-8-3　马拉松赛药品保障的其他药品（每万人）

药品名称	给药途径	规格	数量
50%葡萄糖注射液	注射	20 ml/支	10支
25%葡萄糖注射液	注射	20 ml/支	10支
0.9%氯化钠注射液	注射	250 ml/袋	10袋
0.9%氯化钠注射液	注射	500 ml/袋	10袋
5%葡萄糖注射液	注射	250 ml/袋	10袋
5%葡萄糖注射液	注射	500 ml/袋	10袋
5%葡萄糖氯化钠注射液	注射	250 ml/袋	10袋
5%葡萄糖氯化钠注射液	注射	500 ml/袋	10袋
5%碳酸氢钠注射液	注射	250 ml/瓶	5瓶
羟乙基淀粉200/0.5氯化钠注射液	注射	500 ml/袋	5袋
20%甘露醇注射液	注射	250 ml/瓶	5瓶
乳酸钠林格溶液	注射	500 ml/瓶	5瓶

（六）药品转运须知与终点区域药品保障点建立须知

马拉松赛事前一天，保障药物按照外科用药、内科用药和其他用药三大类分三个专用转运箱进行分类整理，其中注射用针剂使用专用防震医疗救援箱携带。马拉松赛事当天转运前再次确认天气情况，对所有药品进行二次清点确认。药品转运装车时轻拿轻放，转运过程中须有专人看管。

到达赛场后，选择背阴且通风良好的地方作为药品保障点，避免药品被阳光直射。终点区域药学部应至少以一张临时桌为办公点，现场一般配备两名药师，一名主要负责看管药品避免被参赛跑者误取并负责医疗事件中药品的领取；另一名主要负责常用药（如伤科灵喷雾、50%葡萄糖注射液）的指导用药和现场处置。

马拉松赛事过程中在不同路段均设置有医疗保障点覆盖全程，这些医疗保障点与终点区域医疗保障点保持通信联络，在赛事进行过程中，即使跑者还没有到达终点，终点区域医疗保障组也已获得前线的第一手资料。比如在天气寒冷时，前方医疗点可能会报告肌肉痉挛人数增加，在天气炎热时前方医疗点可能会报告中暑人数增加。在跑者到达终点前的这段时间内，终点区域药品保障点药师需要根据指示调整现场处置预案，增加相应药物的供应力度，必要时联系医院进行加急配送。

（七）终点现场处置与常用药物

在马拉松赛中，跑者到达的先后顺序有巨大的时间差异。率先到达的均为专业跑者，之后为业余但有余力的跑者，最后是普通市民跑者。因此，终点区域医疗保障压力随着时间推移不断累积增加，现场处置以快速对症处理为主，由现场医生进行例行询问观察，对有医疗需求的跑者给予相应药物。

1. 创伤性损伤常用药物

轻症损伤跑者在比赛现场沿途所设医疗救护点进

行简单的冷敷、按摩、包扎等处理。未出血的扭伤、肌肉痉挛，可以使用伤科灵喷雾剂或者松节油外涂。小面积出血的擦伤可以使用双氧水或碘伏溶液进行消毒后包扎。极少数关节损伤较重及骨折跑者需送至定点医院进行专科救治，对于骨折、大面积创伤的跑者，需要氨甲苯酸和酚磺乙胺等止血药注射剂和口服止疼药物塞来昔布胶囊，为其转移至后方定点医院做好前期处理。

2. 非创伤性损伤常用药物

循环系统类疾病需结合血氧、血糖等生化指标，并佐以心电图，确定发病原因，及时使用对应药品予以救治。对于轻度胸闷、心脏不适等跑者，可给予麝香保心丸、硝酸甘油片等口服药物。心搏骤停、过敏性休克可使用盐酸肾上腺素注射液，如果伴随心肌梗死、肾功能衰竭、充血性心力衰竭，可联合使用多巴胺；心脏房室传导阻滞可使用异丙肾上腺素；中枢性呼吸及循环衰竭可使用尼可刹米和洛贝林联合治疗；早期休克可使用间羟胺；顽固性心力衰竭可使用多巴酚丁胺；迷走神经过度兴奋所致的窦房阻滞、房室阻滞等缓慢型心律失常可使用阿托品注射液；大部分心律失常可使用胺碘酮注射液；水肿性疾病可使用呋塞米注射液。

剧烈运动会导致急性气道狭窄和气道阻力增高，从而引发运动性哮喘。对于有咳嗽、气短、喘息和呼吸困难等症状的跑者，可使用沙丁胺醇气雾剂缓解症状，重症者及时注射氨茶碱控制病情，并送往后方定点医院进一步观察治疗。氯雷他定片用于治疗由赛道原因可能导致的过敏，如花粉过敏等。

利多卡因、地塞米松可作为手术辅助用药，应对可能发生的现场手术。地西泮可用于癫痫跑者。晕车贴治疗晕动病，藿香正气丸、清凉油、风油精都是祛暑药品，可用作中暑跑者的辅助治疗。对于单纯胃肠绞痛的跑者，可给予解痉药消旋山莨菪碱注射液缓解症状。有些跑者和现场工作人员由于紧张、饮食不洁等个人原因可能导致腹泻，虽与赛程无关，但仍需准备盐酸小檗碱片。

3. 其他药品

马拉松比赛中出现呕吐的跑者大部分属于一过性不适，稍作休息便能恢复，此类跑者只需及时补充水分和电解质并稍作观察即可离开。对于呕吐不止的跑者则需要医护人员密切监护，必要时给予输液维持电解质平衡并注射甲氧氯普胺缓解症状，同时由医护人员根据血压、血氧等指标予以对症治疗。葡萄糖注射液和氯化钠注射液作为输液溶媒使用，氯化钠注射液必要时也可以用于清洗伤口；葡萄糖注射液可补充能量，治疗低血糖。脑水肿可使用甘露醇注射液。乳酸钠林格溶液、羟乙基淀粉200/0.5氯化钠注射液可用于补液、纠正休克。代谢性酸中毒使用碳酸氢钠注射液。

（八）药品的退库和总结

马拉松赛事结束后，由医疗保障救援队药师负责清点剩余药品，全部药品清点完毕后，放置于医疗转运箱运回医院，未使用的药物可联系药库做退库处理，以节约当次医疗保障成本。已使用的药品根据使用人的症状和用药进行统计，总结归纳保存，为下一次马拉松赛医疗保障的药品方案提供可靠数据。

（九）回顾总结

在药品携带数量方面，由于缺少具有统计意义的相关数据，对调整的具体数量只能提供经验之谈，建立完善的马拉松赛事药品保障系统依旧需要长期实践和摸索。不可否认，合理选择携带药品的种类和数量，为医疗保障救援团队提供有效且符合现场急救需求的药品清单和整体方案，对医疗保障救援效率的整体提高有着重要意义。

（朱　冰）

参考文献

［1］张辉.扬州国际马拉松（半程）赛伤及影响因素的调查分析［J］.中国急救复苏与灾害医学杂志，2014，9

（6）：543-545.

[2]陈珀航，毕擎.杭州山地马拉松赛运动损伤情况及影响因素分析［J］.中国运动医学杂志，2016，35（6）：557-560.

[3]蔡铁良，高鹏，沈七襄，等.马拉松赛对业余选手心血管及呼吸功能的影响［A］.临床军医杂志，2010，38（1）：18-21.

[4]陈帅杰，杨文革.户外救援技术在我国马拉松赛事中的应用［A］.中国急救复苏与灾害医学杂志，2016，11（5）：488-491.

[5]许臻晔，段宝华，刘养洲，等.马拉松心搏骤停现场急救分析与赛事保障的探讨［J］.中华急诊医学杂志，2017，26（1）：61-64.

[6]陈宏吉，张新江，邹晓东.半程马拉松运动员比赛伤情及重症运动性中暑特点分析［J］.中华卫生应急电子杂志，2016，2（2）：111-117.

[7]朱冰，马雅斌，黄国鑫，王铁军，范秀丛，孙贵新.马拉松赛事药品包装系统建设的实践与思考［J］.中国药师，2019，22（3）：576-578.

九、半程马拉松赛医疗保障

（一）赛事特点

半程马拉松赛（简称半马）是一项越来越受长跑爱好者喜欢的体育赛事，全程21.097 5 km，属群体性的竞技运动项目。具有参赛者地域来源广、人数多（可多达万人以上）、参赛群体的年龄跨度大（18～70岁）、非专业跑者比例大、运动强度高、体力消耗大、跑者个人身体素质存在较大差异等特点。

近年关于半程马拉松赛的研究显示，参赛跑者数量逐年快速增长，而相比之下全程马拉松赛的参赛跑者数量增长缓慢或者已经开始出现了下降。半程马拉松赛中女性跑者的比例显著高于全程马拉松，而女性跑者的表现在半程马拉松赛中更受关注。在其他国家举办的半程马拉松赛参赛跑者的平均年龄在40～44岁，上海半程马拉松赛跑者平均年龄不到40岁，但在2015～2019年的5年间由37岁增长到了39岁，其中女性平均年龄高于男性。

在国际性半程马拉松赛中，虽然表现最好的跑者基本都来自非洲，但参赛跑者主要还都是本地居民或者本国公民。半程马拉松赛跑者的成绩与其最大摄氧量（VO_2max）相关，VO_2max越大完赛耗时越短，这说明机体的氧合能力是取得好成绩的保障，而另一方面说明那些完赛耗时较长的跑者身体出现问题的可能性也较大；同时完赛成绩还与平时是否进行系统性训练、体质指数、脂肪含量等相关，这些是在进行半程马拉松赛医疗保障时需要关注的内容。

半程马拉松赛自 10 km 后大多数参赛跑者的体力消耗开始明显增加，疲劳程度逐渐加重，进行长时间耐力运动时，肌肉中除三磷酸腺苷（ATP）、磷酸肌酸（CP）减少外，肌糖原已消耗殆尽，需不断靠糖、脂肪、蛋白质的代谢来补充。此外，身体中诸多方面发生一系列改变，如运动导致免疫抑制、血糖浓度明显下降，大脑中的抑制性物质如氨基丁酸含量增加，体内的水分以及钠、钾等无机盐减少等。故长时间耐力运动中产生的疲劳包括中枢和外周两部分，称为全身性疲劳或整体疲劳。此时，机体的神经和激素调控失衡，细胞和组织的功能会变弱，对糖原和氧的缺乏特别敏感。到达 18 km 前后大多出现疲劳极限期，而出现生理应急反应，易发生不同伤病。

（二）跑者伤病特点和医疗保障

半程马拉松赛是展示城市形象的重要方法之一，因此赛事组织一般是城市层面的，涉及公安、应急、卫生、消防等多个系统。医疗保障也一般由市级卫健委统一组织实施。以上海半马为例，全程共设立21个医疗救护点，也就是平均1个/km，实际是在10 km后救护站密度逐渐增加，在终点和完赛休息大厅另设有救护能力更加完备的救护团队；在比赛路线上共配置救护车15辆，终点还配有移动监护车、批量伤员转运车辆等；此外还有机动救护团队、社会救援力量在沿途进行流动巡护。可以说，半程马拉松赛的医疗保障力量是完全足够的，甚至是过剩的。由于赛事举办经验的积累，医疗保障设置形成相对固定的模式，不同城市举办赛事时也会相互借鉴。因此，对于医疗救护点设置、医护人员数量方面进一步的研究发展方向是通过研究形成更加精简、经济的配置方案。当前的半程马拉松赛医疗保障的设施人员配备情况具体可参照前文"四、马拉松赛赛道医疗保障"和"五、马拉松赛终点区域医疗保障"相应内容。对于医疗保障人员来说，应更加关注具体疾病的预防和救治，对于具体参加保障的医护人员应该对自己在赛程中所处的位置可能发生的情况做好充分了解和准备。

半程马拉松赛是面向业余跑者的比赛，虽然赛程缩短，但是未经过专业训练的跑者还是更容易发生各种伤病，半马跑者的就诊率显著高于全马跑者，平素运动过于频繁会增加比赛时的患病，而赛前的针对性训练计划对跑者有显著保护作用。

半程马拉松赛跑者出现频率最高的疾病主要是运动性损伤，包括肌肉拉伤、足底水疱、关节扭伤、皮肤擦伤，其主要原因包括体能分配不合理、缺乏专业指导、跑姿不正确、跑量不足、装备不合适、发生碰撞和天气原因等。处理方法宜采取拉伸、制动、冷敷、外用喷雾、按摩、清创消毒等对应方式进行治疗。关于运动性损伤，在进行医疗保障时注意其在后半程和终点医疗站区域较为常见，伤病跑者数量较多，需要多安排一些医护人员，但处理较为容易，采用快速识别、快速处理、快速离场的方式进行。虽有些忙碌，但总体的风险较低。

风险较高的疾病是循环系统障碍、脏器损伤和内环境紊乱相关的疾病，其主要原因是体能分配不合理、缺乏系统训练和天气原因等。循环系统障碍导致的猝死时有发生，及时识别心搏骤停并进行有效救治可以大大降低此类疾病的死亡率，具体方法可参照"十九、马拉松赛跑者运动性猝死紧急救护与预防"和"二十、马拉松赛跑者心搏骤停识别与现场抢护"的内容。脏器损伤主要靶器官是肾脏，主要由体温调节异常、肌肉损伤和内环境紊乱导致。而在外部因素中，气象条件对于跑者发病的影响是最明显的。跑者在参赛时的高强度运动中身体产生大量热能，并通过大量的排汗等生理功能来调节热平衡，同时造成人体内水和电解质的大量丢失。这种情况遇到气温较高、湿度较大的天气环境会更加明显。因此，对气温在比赛中给人体带来的不良影响应予以重视。

在2018年上海半马比赛中，赛时气温较高，中暑跑者增多，尤其是严重中暑跑者增多。研究发现平均气温每增加1℃，伤病风险（OR）将增加1.013倍。严重中暑进而发生横纹肌溶解的病例也时有报道。热射病合并多器官衰竭综合征（MODS）患者在综合性医院进行连续性肾脏替代（CRRT）治疗会有较好预后，而延迟送诊会增加死亡率。因此，在半马比赛医疗保障中需要非常重视中暑的识别和治疗（参见"十六、马拉松赛跑者运动性中暑救护与预防"），根据当日的气温做出充足的预估，接收转运伤病跑者的定点医院需要提前预留监护床位。而赛事方在赛前制订方案时也应该充分考虑防暑降温的措施。

另外，由于通气过度导致的呼吸性碱中毒常见，主要是跑者没有接受系统训练导致，也可由血液乳酸浓度增高进行呼吸系统代偿导致。该部分跑者呼吸频率较高，往往会出现手足和面部的麻木，急救处理非常简单，增加其吸入的二氧化碳浓度即可，但还需要继续观察以防出现内环境紊乱引起的连锁反应。

半程马拉松赛的医疗保障在重视程度、人员配置方面并无特殊，但在对于非专业跑者的重视上需要更进一步。根据气象条件、赛程位置进行疾病预估预判，对重点症状进行快速识别和就地急救并及时转运至具备抢救条件的定点医院，是医疗保障的重要原则。

（甘　迪）

参考文献

[1] 山郑鹏，邵林海.马拉松参赛业余选手运动损伤调查——以2019年成都国际马拉松为例［J］.运动精品，2021，40（4）：85-86.

[2] 甘迪，季晟超，孙贵新.2018年上海国际半程马拉松赛终点医疗保障实践［J］.中国急救复苏与灾害医学杂志，2020，15（3）：265-267.

[3] 林焯辉.马拉松赛的运动损伤调查与分析——以广州马拉松业余参赛者为例［D］.广东：广州体育学院，2018.

[4] 李银银.我国城市马拉松赛事现状调查与发展对策研究——以北京、广州马拉松赛事为例［D］.广东：广州体育学院，2016.

[5] 王鑫，吕征.北京国际半程马拉松急救志愿者服务模式与实践管理的研究［J］.中国卫生标准管理，2019，10（17）：15-17.

[6] 张辉.扬州国际马拉松（半程）赛伤及影响因素的调查分析［J］.中国急救复苏与灾害医学杂志，2014，9（6）：543-545.

[7] 徐奕丽，何智纯，徐昌，等.2014年上海国际马拉松赛：

参赛者的就诊情况与危险因素［J］. 环境与职业医学，
2016，33（2）：108-112.

［8］李扬，吴晓华，马克杰，等. 群体性运动伤员医疗应急
保障管理体会［J］. 中华卫生应急电子杂志，2015，1
（4）：47-48.

［9］邹晓东，潘刚，冷峻岭，等. 半程马拉松非专业运动员
血清肿瘤坏死因子-α、白介素-6的变化及其意义［J］.
实用临床医药杂志，2017，21（15）：221-222.

［10］Nikolaidis P T, Knechtle B. Participation and performance
characteristics in half-marathon run: a brief narrative
review[J]. J Muscle Res Cell Motil, 2023, 44(2): 115-122.

［11］Dayer M J, Green I. Mortality during marathons: a
narrative review of the literature[J]. BMJ Open Sport
Exerc Med, 2019, 5(1): e555.

［12］Wen X, Huang Y M, Shen T H, et al. Prevalence of
abnormal and borderline electrocardiogram changes in 13,
079 Chinese amateur marathon runners[J]. BMC Sports
Sci Med Rehabil, 2021, 13(1): 41.

十、女子半程马拉松赛医疗保障

（一）跑者伤病特点

女子马拉松赛的历史相对较短，1970年纽约马拉松赛首次认可女性参赛，这一举措改变了马拉松参赛者的性别要求。1982年9月，欧洲锦标赛首次设立女子马拉松项目。1983年的第一届赫尔辛基田径世锦赛，女子马拉松加入了田径项目的大家庭。

马拉松赛全程为42.195 km，属于极限运动，对参赛跑者的身体状态要求较高。半程马拉松赛全程为21.097 5 km，该运动作为一种简便易行、参与成本低的健身运动，在全国范围内广受欢迎，参与人数逐年增高。女子半程马拉松赛的参赛跑者均为女性，业余跑者居多，虽然赛程缩短了，但是未经过专业训练的跑者更容易发生各种马拉松相关疾病。有研究发现，女性出现伤病的概率高于男性，赛程的中后段为伤病高发期。半程马拉松赛是一项依靠有氧耐力为主的项目，该类运动在我国起步的时间较晚，业余跑者的专业知识和身体素质参差不齐，导致在比赛中发生损伤的概率很高。女子半程马拉松赛中发生伤病的种类主要分为运动性损伤和内科疾患，偶有发生心搏骤停导致猝死的情况。

运动性损伤指运动过程中由于外部或内部的力量或暴力造成的身体损伤，是半程马拉松赛最为常见的伤病。根据损伤的病理可以分为急性和慢性损伤；根据损伤的组织部位可以分为皮肤、肌肉、骨骼、关节、软骨、韧带、滑囊及腱鞘等损伤；根据损伤后皮肤或黏膜的完整性可以分为开放性和闭合性损伤。半程马拉松赛程中常见的运动性损伤部位包括膝、踝、足、腰及其周围附着肌群、皮肤，主要表现为关节囊肿胀、肌肉拉伤以及关节疼痛。在终点区域，参赛跑者发生腿部肌肉痉挛十分常见，可表现为股四头肌、小腿三头肌以及半腱、半膜肌不同程度的抽搐。

常见的内科疾病包括通气过度综合征、脱水、低血糖、运动性腹痛等。运动性腹痛的部位多发生在右上腹，其次是左上腹和右下部，呈钝痛或胀痛，主要原因包括肝脾淤血、胃肠痉挛或功能紊乱、呼吸肌痉挛，女性跑者还需排除妇科方面的问题。在气温较高时则有跑者发生中暑的情况较常见，严重时会发生热射病。心理问题应该得到重视，跑者对于自己的比赛成绩期望过高，对于比赛的困难预估不足，都可能是导致比赛结束后心理问题发生的原因。

　　文献报道在马拉松赛事中，心搏骤停的发生率为1.75～4.55/10万人年。在半程马拉松赛中，跑者冲刺时及比赛刚结束这两个时间段最易发生心搏骤停，因此参与终点医疗保障的医务人员需熟练掌握心肺复苏急救能力。

（二）上海女子半马医疗保障实践

　　马拉松赛事的医疗保障分为沿途和终点区域保障，相对于沿途保障，终点区域保障具备伤病跑者最多、任务最重的特点。同济大学附属东方医院中国国际应急医疗队（上海）暨国家紧急医学救援队自2010年开始负责上海国际马拉松赛及半程马拉松赛的终点区域医疗保障，其中2015年、2016年连续两年承担上海浦东国际女子半程马拉松赛的终点区域保障任务，获得宝贵的医疗保障经验。

　　1. 赛事概况

　　上海浦东国际女子半程马拉松赛的举办日期为每年10月或11月，赛事共设两个组别，国际标准半程马拉松（21.097 5 km）和8英里体验跑（12.874 752 km），国际标准半程马拉松报名参赛跑者4 000人，8英里体验跑报名参赛跑者1 000人。

　　2. 医疗保障概况

　　在赛事终点区域进行整建制的医疗保障人员部署，

具备功能全面、配合熟练等优点。所谓整建制部署指现场指挥员、医护人员、后勤人员均来自同一医疗机构。医护人员来自外科、重症监护、内科、心理科等各专业科室，所有人员均具备"一专多能"的素养，既精通本科室处治，也熟悉其他科室疾患的处理。后勤人员均接受过基础生命支持技能培训，具备一定的急救能力。医疗队的轻伤员转运车、重伤员转运车及监护手术车停放在赛事终点区域待命，用于提供批量伤员及重症患者的转运和救治。赛事定点保障医院为同济大学附属东方医院。

3. 人员分组

赛事的终点为上海市东方体育中心，根据终点场馆的分布和地形，派遣保障人员35名，分为四组，包括终点医疗组、休息大厅组、转运组及机动组，实现各区域的医疗保障网络全覆盖。终点医疗组安排14名队员，其中外科医师4名、内科医师3名、心理科医师1名、药师1名、护士4名、后勤队员1名；休息大厅组安排11名队员，其中外科医师4名、内科医师2名、护士4名、后勤队员1名；转运组安排4名队员，护士1名、后勤队员3名；机动组安排3名队员，其中外科医师1名、内科医师1名、护士1名。另有3名后勤队员为车辆驾驶员，分别在轻伤员转运车、重伤员转运车及监护手术车上待命。

4. 医疗设备

医疗设备包括监护仪、除颤仪、血压计、血糖仪、氧气瓶、氧气袋、气管插管箱、纱布绷带、四肢夹板、颈托、担架、轮椅、冰袋、输液设备、各类急救药品、消毒棉签、创伤喷雾剂等。伤病跑者转运组需单独配备AED。

5. 救治流程

发现伤病跑者时，现场医生进行快速伤情评估，根据其伤病程度及发生区域决定直接就地治疗或转运至邻近医疗点进行救治，危重伤病跑者均由转运组转运至终点医疗救护中心进行救治并对接"120"车辆转运至定点医院。对突发心搏骤停的伤病跑者就地实施心肺复苏，并联系转运组尽快转运至终点医疗救护中心进行高级生命支持。

国外马拉松比赛中曾发生过因爆炸袭击出现批量伤病跑者的情况，一旦发生批量伤，需进行现场检伤分类、急救处理和转运后送。轻伤员转运车可同时转运20名以上的伤病跑者，能够针对批量伤病跑者进行有效转运，从而弥补"120"车辆在单次转运伤病跑者数量上的不足。重伤员转运车及监护手术车配置了呼吸机、监护仪、除颤仪、麻醉机等设备，可以提供重症伤病跑者的急救和转运。同济大学附属东方医院为赛事定点保障医院，赛程中为伤病跑者开通绿色通道，可以实现院外和院内急救的"无缝连接"及"一体化"救治。

（邵　钦）

参考文献

［1］邵钦，高彩萍，张玥，季晟超，沈阳，孙贵新.上海浦东国际女子半程马拉松赛医疗保障的实践与探讨［J］.中国急救复苏与灾害医学杂志，2019，14（1）：98-99.

［2］郝俊杰，孙贵新，陈鹤扬，李昕，黄国鑫，季斌，李钦传.上海国际马拉松赛终点区域医疗保障的实践与思考［J］.中华卫生应急电子杂志，2019，5（5）：304-306.

［3］甘迪，季晟超，孙贵新.2018年上海国际半程马拉松赛终点医疗保障实践［J］.中国急救复苏与灾害医学杂志，2020，15（3）：265-267.

［4］Honjo T, Seo Y, Yamasaki Y, et al. Thermal comfort along the marathon course of the 2020 Tokyo Olympics[J]. Int J Biometeorol, 2018, 62 (8): 1407-1419.

［5］Roberts WO, Roberts DM, Lunos S. Marathon related cardiac arrest risk differences in men and women[J]. Br J Sports Med, 2013, 47(3): 168-171.

［6］King DR, Larentzakis A, Ramly EP, et al. Tourniquet use at the Boston Marathon bombing: Lost in translation[J]. J Trauma Acute Care Surg, 2015, 8(3): 594-599.

［7］Teixeira RN, Lunardi A, da Silva RA, et al. Prevalence of musculoskeletal pain in marathon runners who compete at the elite level [J]. lnt J Sports Phys Ther, 2016, 11(1): 126-131.

十一、马拉松赛呼吸道传染病防控

　　2019年底至2022年初，新型冠状病毒感染（corona virus disease 2019，COVID-19）疫情肆虐全球，许多国家按下暂停键，各种大型体育赛事停办。近来随着疫情的稳定，许多国家和地区相继恢复举办一些体育赛事。因此，如何在人群聚集的情况下进行呼吸道疾病防控是摆在赛事管理者和医疗保障者面前的重要问题。

（一）赛事呼吸道传染病风险高

　　马拉松参赛跑者、裁判员、组委会人员、医疗保障及救援人员、武警及警察等安保人员、新闻媒体人员、志愿者和其他工作人员均聚集在起点和终点区域，人员高度集中的区域，人口密度大、近距离接触，呼吸道传染病极易传播；马拉松赛跑者不能佩戴口罩，也增加了呼吸道传染病的传播风险。

（二）上海模式：基于新冠感染防控经验

1. 参赛跑者防控措施

（1）参赛跑者赛前防控措施

1）所有参赛跑者进行实名制注册登记报名，并签署《参赛防控承诺书》。

2）仅接受来自低风险地区的参赛跑者报名，如参赛跑者赛前到过中、高风险地区或所处地区的呼吸道传染病疫情风险指数上升为中、高风险地区，取消其参赛资格。

3）注册"随申码"，"随申码"证件号与报名证件号一致，赛前2周内对所有参赛跑者进行"绿码"核验，出现异常者取消参赛资格。

4）坚持每日健康自查有无发热、咳嗽、流涕、咽痛、腹泻等症状，并在上马App打卡记录，填报体温。

5）提供有效的赛前72 h内呼吸道传染病核酸阴性检测报告。

6）提前预约装备领取时间，并准时前往现场。

（2）参赛跑者赛中防控措施

1）赛事当日在主会场区域设置红外线测温仪和"随申码"核查健康通道，参赛跑者如有体温异常或/和"随申码"非绿码，将由防疫人员采取进一步措施。

2）从进入集结通道至起跑前，保持口罩的正确佩戴，排队和集结期间注意与他人保持安全社交距离。

3）集结区内的地面上提前按照安全社交距离定好点位，候跑过程中听从现场指引，按照一人一点站位并保持口罩的正确佩戴。

4）起点将严格控制分区，无论升区、降区都是禁止的。

5）赛事分区起跑。

6）起跑后，不可随地丢弃口罩，赛事前 3 km 均配备废弃口罩回收志愿者。

7）赛道各处补给站拉长服务线，取用补给的过程中避免聚集，减速及离开补给区挥手示意后面跑者，以避免发生碰撞，并时刻注意与其他参赛跑者保持安全社交距离。

8）跑者一旦感觉身体不支，在离开赛道寻求赛道医疗救助及收容后禁止重返赛道。

（3）参赛跑者赛后终点区域防控措施

1）跑者冲过终点线后，要求其尽快离开终点线区域，避免人员聚集。

2）终点区域提供一次性口罩，跑者在适当放松约 3 min、心率下降至正常水平后及时正确佩戴。

3）终点区域提供免洗手消毒液，跑者及时清洁双手，尽量避免与其他跑者的肢体接触，彼此保持安全社交距离。

4）跑者做好个人防护，尽快离开赛事终点区域主会场，不做长时间逗留。

5）减少或停止赛事终点区域主会场的赛后相关庆祝、宣传、娱乐、放松活动，避免人员聚集。

2. 工作人员防控措施

裁判员、"小马达"（志愿者）和工作人员，上岗前提交《健康安全责任承诺书》；一线工作人员，即急救跑者和志愿者等直接接触跑者的工作人员，在赛前72 h内接受呼吸道传染病核酸检测阴性才可服务上马的参赛者；比赛期间，全体裁判员、"小马达"和工作人员做好全方位的个人防护，正确佩戴口罩、注意手部卫生，在各个岗位上尽职尽责地提醒跑者遵守赛事各项防疫要求。

3. 观众及陪同亲属防控措施

起点终点和赛道沿线均不设观赛席，亦不允许现场围观、私下补给；陪同亲属不得进入赛事主会场区域。

4. 终点区域医疗保障的防疫措施

（1）设备与物资配备：除常规医疗设备与物资配备以外，增加一次性口罩、N95口罩、一次性手套、一次性手术帽、一次性鞋套、一次性防护服、一次性和非一次性防护面屏、护目镜、免洗手消毒液、红外线测温仪、过氧化氢表面消毒湿巾、含氯消毒片（泡腾消毒片）和可背式喷洒器等防疫物资。

（2）医疗保障人员配备：除医生、护士、医技人员、后勤人员、志愿者以外，配备一定数量的疾控人员和感染科医生、护士，以指导和协助防疫。

（3）医疗点设置：在距离终点线 50 ～ 100 米处设置终点医疗救护中心（站），负责指挥协调、危重伤病抢救、普通伤病处置、物资设备支援、防疫等。除指挥协调区、危重伤病抢救区、普通伤病处置区、物资设备支援区以外，设置隔离区以备留置呼吸道传染病疑似人员。

（4）人员分组及职责：除指挥协调组、冲刺区域现场抢救小组、转运小组、危重及内科伤病抢救小组、运动伤病处置小组、中途医疗保障组、休息大厅保障组、机动巡回小组、物资设备支援小组、伤员分类及登记小组、信息支持小组、志愿者和各定点医院联络员以外，设置防疫组由疾控人员、感染科医生和护士组成，负责指导、执行防疫措施和监督其他人员的个人防护。取消宣传组，减少人员聚集。

（5）工作流程及规范：所有医疗保障人员佩戴一次性口罩和手套，防疫组人员要求戴 N95 口罩、穿防护服、戴防护面屏或护目镜；接触每一名跑者后及时进行手消毒；如发现呼吸道传染病疑似人员时，由防疫组护送至隔离区，并及时联系专用救护车转运至呼吸道传染病定点医疗救护中心，转运后及时使用可背式喷洒器喷洒含氯消毒片（泡腾消毒片）配制的消毒液消毒，再用过氧化氢表面消毒湿巾擦拭物体表面。

5. 回顾总结

医疗保障和救援是保障马拉松赛跑者生命健康和安全的重要环节。马拉松赛终点区域是医疗保障和救援的重点区域，也是包括COVID-19在内的呼吸道传染病传播的高危区域。为了有效防控疫情发生与传播，应做到赛前、赛中和赛后全流程防控；控制传染源、切断传播途径、保护易感人群等多维干预。积极贯彻"预防为主"的方针，在赛前强化资格审查，严防感染者尤其是无症状感染者参赛；在赛中教育与监督每位参赛跑者做好个人防护，切断传播途径；虽然随着国内新冠疫苗接种率的普及、群体免疫的提高，仍然不能忽视预防的作用。

（郝俊杰）

参考文献

［1］郝俊杰，孙贵新，陈鹤扬，李昕，黄国鑫，季斌，李钦传.上海国际马拉松赛终点区域医疗保障的实践与思考［J］.中华卫生应急电子杂志，2019，5（5）：304-306.

［2］郝俊杰，李钦传，孙贵新，李昕，李刚，刘中民.马拉松运动员通气过度综合征的特点与处理［J］.中华卫生应急电子杂志，2018，4（5）：306-307.

［3］邵钦，高彩萍，张玥，季晟超，沈阳，孙贵新.上海浦东国际女子半程马拉松赛医疗保障的实践与探讨［J］.中国急救复苏与灾害医学杂志，2019，14（1）：98-99.

［4］甘迪，季晟超，孙贵新.2018年上海国际半程马拉松赛终点医疗保障实践［J］.中国急救复苏与灾害医学杂志，2020，15（3）：265-267.

［5］周丹丹，顾星，杨宏仁，孙喆，徐侃，洪江，李彤.上

海国际马拉松赛事医疗安全保障工作的思考 ［J］. 中华
危重病急救医学，2016，28（10）：937-939.

［6］彭雪，马炬. 重庆国际半程马拉松赛终点医疗保障 ［J］.
解放军医院管理杂志，2016，23（9）：825-826.

［7］陈晓辉. 广州国际马拉松赛医疗保障 ［C］. 第十二届中
国中西医结合学会灾害医学专业委员会学术年会暨2016
灾害医学与急危重症高端论坛论文集，2016：76-82.

跑者保障篇

十二、马拉松赛跑者健康和能力 评估及报名要求

（一）跑者健康和能力评估

1. 健康状况评估

马拉松赛是一项不断挑战自身极限，具有一定风险的运动项目。如果运动不当，可能造成不同程度的身体损伤甚至危及生命。参赛跑者应在有资质的正规医疗机构进行体检，并结合体检报告评估自己的身体状况，确认是否可以参加马拉松赛。

在体检中如发现下列情况之一者不宜参加比赛：① 有心脏病，包括冠心病、严重心律不齐、控制不佳的原发性高血压和心肌炎等；② 脑血管疾病；③ 血糖控制不佳的糖尿病；④ 慢性肺部疾患；⑤ 肝肾功能异常；⑥ 赛前一周内患感冒发热并有气促、心悸等症状；⑦ 赛前72 h内有创伤史。

2. 能力状况评估

参赛跑者应根据自身状况、训练时间长短、训练

负荷的适应程度以及个人健康状况选择适宜的参赛项目。

通常经过6个月以上的系统训练，每周3～6次训练，一次最大跑量以目标速度或高于目标速度持续完成32～35 km且无重大不良身体不适者，可以选择参加全程马拉松比赛；经过3～6个月的系统训练，每周3～5次训练，一次最大跑量以目标速度或高于目标速度持续跑完15 km以上且无重大不良身体不适者，可以选择半程马拉松比赛；经过2～3个月的系统训练，每周3～4次训练，一次可持续跑达到5 km以上的，可以参加10 km比赛。

从安全角度考虑，参加马拉松赛应该是一个循序渐进的身体运动能力、心理承受能力的发展过程。跑者应该遵循循序渐进的运动训练原则，参赛选择上注意由短到长（距离）、由慢到快（速度）。先从参加5 km、10 km跑比赛开始，有10 km比赛经历后才能报名参加半程马拉松，半程马拉松完赛后并经长距离跑训练，才能报名参加全程马拉松项目。

（二）报名要求

1. 阅读竞赛规程

竞赛规程是组委会举办比赛的纲领性文件，主要包括赛事名称、主办单位、承办单位、协办单位、举办时间、举办地点、竞赛项目、比赛路线、竞赛办法、参赛办法、奖励办法等，以及赛事组织方的特殊要求。竞赛规程一般会在赛事官方网站上提前公布，使参赛跑者根据规程合理安排训练，积极做好参赛准备。

2. 报名者

必须出示健康证明，证明其健康状况足以跑完特定的比赛距离。填写提供的医疗表格。签署责任免除和解除表。所有这些文件必须在组织提供的日期之前提交给报名机构。

3. 年龄要求

通常参加全程和半程比赛的最低年龄为18岁，10 km的最低年龄为16岁，任何未满18岁的人都必须有父母或监护人的签字。

4. 所有参与者在完成活动申请时，必须提供准确的信息，包括年龄、性别和紧急联系信息。

5. 报名费不可退还，比赛号码也不可转让。如果有跑者试图出售比赛号码，可能会被禁止参加未来的比赛。

（于芳芳　李　涛）

参考文献

［1］刘兵，吕万刚，邹溪楠，季彦霞. 马拉松赛事风险政府协调治理的理论内涵、现实困境与实现路径［J］. 武汉体育学院学报，2022，56（12）：29-35.

［2］郭明月. 我国马拉松赛事应急管理研究［J］. 当代体育

科技，2022，12（1）：91-94.

[3] 刘尹，敬龙军，郭志诚. 我国山地马拉松体育赛事风险防范困境与策略——以甘肃越野赛突发事件为例 [J].曲靖师范学院学报，2021，40（6）：104-109.

[4] 中国田径协会. 中国田径协会路跑管理文件汇编（2023）[EB/OL/G]. （2023-03-16）[2023-08-16]. https：//www.runchina.org.cn/#/notice/notice-detail/GG20237011.

[5] 史仍飞，刘宇，冯强明. 马拉松与健康100问 [M]. 天津：天津大学出版社，2017.

十三、马拉松赛跑者赛前、赛中和赛后注意事项

（一）赛前准备

1.认真阅读参赛手册

参赛手册是组委会提供给参赛跑者的官方重要信息提示，通常放在参赛包内一并发放（也可网上公布）。参赛手册包含跑者参加比赛的许多重要信息，例如各项目检录集结区位置、检录时间、关门时限、比赛当日交通信息、比赛路线、饮料用水位置、起终点位置、赛后成绩查询等。跑者通过赛事手册了解检录时间、存包处、取包处、出发集结区域，到达比赛地点的交通路线、用时。

跑者应通过提示了解比赛当日的天气情况（气温5～15℃比较适合路跑比赛），如太冷应穿长衣长裤；如过热，除穿背心、短裤外，还要做好降温准备。跑者应根据自己住所离赛道起点的距离、路途用时及比赛时间等确定起床、洗漱、早餐时间，不要太早或太

晚。如条件允许，赛前应勘察比赛路线，或在比赛路线上进行适应性训练，以了解路线是否平坦和上下坡情况，合理安排体力分配。

2.调整心态

赛前紧张主要表现为情绪紧张、提早兴奋、坐立不安、睡眠不好、多汗、尿频等。若得不到缓解，容易造成心神和体力消耗过大，到比赛时就很容易疲劳，从而影响比赛中的发挥。消除赛前的紧张情绪一般可采用转移兴奋点的方法，可以在赛前进行一些其他有益身心健康的比较平静、舒缓的活动，如听一些柔和的音乐、按摩或散步等，以消除赛前紧张状态。

赛前一天应保证充足睡眠，防止赛前过度兴奋，消耗精力，影响第二天的比赛成绩。安排叫醒（叫醒电话、闹钟、手机等），不留任何影响睡眠的担心事项。通常赛事级别越高，心理压力越大，关键时刻能否保持良好心态至关重要。

3.参赛物品

赛前一周应该考虑比赛时需要使用的物品，最好列出清单，按照清单准备比赛物品，避免遗漏。

（1）芯片：按要求佩戴，保证成绩有效。

（2）服装：除组委会发的赛事服装，也可以自行选择服装。运动衣的选择除了相对鲜艳、醒目的色彩之外，重点要考虑功能性。根据运动的季节和天气状况选择适当的运动衣，选择较轻、易干、宽松、透气、吸汗且不摩擦皮肤的服装，天热时可选择背心短裤，

天冷时可选择长衣长裤。衣服材质以涤纶或特种涤纶
为好，尽量不要选择纯棉的，纯棉的衣服出汗后会贴
在皮肤上出现黏腻感，而且棉质的衣服不能快速排汗。
另外，运动衣上一些细节也需注意，比如背部的小拉
链可能使背磨出血疱，女性穿着普通文胸而非运动文
胸跑步会感觉在负重。

（3）号码布：比赛前一天固定在参赛服装上，避
免第二天早上手忙脚乱。

（4）跑鞋：千里之行，始于足下。跑鞋是跑步最
重要的装备。马拉松跑鞋的特点是在舒适度良好的基
础上，一定要考虑几个因素，重量轻、透气好、软而
厚的鞋底、减震性和弹性强，重点关注轻、薄及良好
的散热性能；同时鞋号最好比平常穿的鞋要大一点，
以便脚在运动中发胀时有空间伸展。舒适的跑鞋不仅
能提高跑步效果，还能缓冲脚着地时的冲击力，起到
保护作用，防止出现损伤。比赛鞋最好在训练中多次
试穿磨合，切忌比赛时穿新鞋，可准备一双自己已穿
用了一年以上适合跑步的鞋，马拉松赛当天所穿的鞋
应该与训练时所穿的鞋一样。此外，特殊脚部结构者，
如扁平足者选购跑鞋时应该选择震动保护性能好、鞋
内侧承托能力好和脚跟保护区坚硬的跑鞋；高弓足者
应该选择贴脚且减震效果好的跑鞋。注意鞋带不要系
得太紧，否则会妨碍脚部的血液循环。

（5）袜子：应选择柔软、吸汗、透气、接缝平滑、
弹性好的纯棉袜，能保持清洁、干燥以及保暖和防止

脚起疱的纤维所制成的，跑动时不会出现滑脱、团缩等现象。袜子应在训练中试穿几次，穿新袜子比赛也可能导致脚部磨损。

（6）帽子：天气炎热时帽子可以起到防晒作用。帽檐可以挡住汗水、雨水或降温浇水时水流进眼睛里，避免频繁擦拭眼睛。

（7）防晒：高温天气比赛时涂抹防晒霜，防止晒伤。

（8）存衣：存衣包内放赛后更换的衣物、毛巾、鞋以及轻便的食品、饮料。存衣包外必须附上自己的号码布和姓名，以便赛后领取。

（9）补给：多数赛事组委会在赛时提供饮用水、功能饮料、食品，组委会未提供的，如盐丸、补液盐、能量胶等，跑者可根据自身需求携带。

（10）凡士林：全程跑者跑步过程中双腿、双手摆动频次较高，建议在容易摩擦的部位（如大腿内侧、乳房、腹股沟和腋下）涂抹凡士林保护皮肤，防止摩擦过度。

（11）多功能手表：用于了解和掌握跑步速度及心率，及时调整体力分配。

（12）腰包：用于存放参赛必备的小物品。

（13）魔术头巾：高温天气可以擦汗、低温天气可以御寒。

（14）一次性雨衣：防雨、防风、保温。

4. 饮食策略

饮食对马拉松训练和比赛的作用不言而喻。

机体糖原的储存量（肌糖原和肝糖原）是决定你能跑多远的主要因素，糖原的储量主要取决于碳水化合物（食物）补充和运动训练。对于路跑这类长距离耐力项目，要求跑者在平时训练期及时、充足地补充碳水化合物，以确保糖原储存最大化。耐力项目主要能源物质来自碳水化合物（占60%～65%）。富含碳水化合物的食物如面包、谷物、各种面食、马铃薯、南瓜、蔬菜、水果、麦片、燕麦粥及干果类等。

还要搭配适量的蛋白质。长时间运动时肌肉易导致损伤，蛋白质中的氨基酸能修复机体的这些损伤。蛋白质应占总热量的10%～15%，选择优质的蛋白质食物，如蛋类、鱼虾、奶类、禽肉等、豆类及制品、坚果等。

此外，有研究表明饮食中脂肪较少的运动员耐力较差、易疲劳，更容易患与跑步有关的伤病，这可能和不饱和脂肪酸的抗炎症作用有关。因而日常摄入食物应有较多的不饱和脂肪酸，如蔬菜、葵花籽（油）、核桃、花生以及多脂鱼类等。脂肪供能比例在20%～30%，以植物油为主，橄榄油、坚果、奶酪、含磷脂比较多的鱼类脂肪、大豆油等亦可。

总之，跑者要用心摄取碳水化合物、蛋白质、脂肪、维生素、矿物质等营养素。长时间跑步容易流失铁、水溶性维生素（维生素C和B族维生素），需要强化摄取这些营养素。

5. 评估实力

跑者要根据自己前期的训练及赛前状况，恰如其分评估自己的实力，明确参赛目标，有利于提高信心、合理分配体力、制订好配速计划，发挥自己的最佳水平。

6. 合理选定配速

根据自己的赛前训练水平制定成绩目标，围绕目标合理分配体力，尽量保持均匀配速。不同的参赛目标，选择不同的体力分配，确保在组委会规定的关门时间内顺利完赛。最适合的速度是由自己的身体条件决定的，每个人都不一样。业余跑者跑马拉松，寻求挑战是好的，但还是要遵循量力而行的原则。目前，一些专业运动装备可以帮助跑者在比赛过程中更加便捷地调整配速。例如，一些可穿戴的电子产品有显示时间、速度和步频的功能，以及实时的运动心率监测，可以帮助跑者在跑步时更好地控制跑速。

7. 预防伤病

平时训练前要认真做好准备活动。针对容易受伤的部位，活动时间要相应拉长。加强自我保护，一旦训练中某部位有疼痛感，应立即停止训练或变换训练内容，避免伤势加重。尽可能选择质地较软的路面进行赛前强度训练（路面的硬度：水泥路面＞沥青路面＞塑胶道＞土道）。训练后要及时擦净汗渍，更换衣服，避免身体受凉引起感冒。注意脚部维护，训练及参赛前要把脚趾甲剪短、剪平，足浴放松，用放松剂按摩脚。注意饮食卫生，尽量减少生冷食品的摄入，避免腹泻。

8. 健康评估

跑者赛前1周进行身体检查，包括心脏、血压、血生化（如有先天性心脏病及心脏病史、血脂、血糖、肝肾功能指标异常不宜参加比赛）。

（二）比赛日及赛中注意事项

保证充足的碳水化合物（食物）、良好的水和状态，避免利尿成分（咖啡或浓茶）的摄取。通过饮食纠正体液酸化和调整电解质平衡。赛前不宜更换新的食物、避免辛辣刺激、胀气食物的摄取。注意赛中速度控制和能量补充，根据需要选择补充且应适应补充物质。

1. 比赛日早餐

赛前2 h之前吃好早餐，或者根据自己平时进行训练的时间来决定，确定适合自己的比赛日早餐时间。早餐应选择易消化、以碳水化合物为主的食材，比如香蕉、薄饼加花生酱、吐司加果酱等，以吃七八分饱为度，最好不吃油炸、过甜食品和肉食食品。中式早餐建议：白米粥一碗、面食二两（100克）、鸡蛋1～2个。

马拉松途中极易出现脱水问题，因此也应合理安排饮水：在赛前90 min前补充约750 ml的液体；在赛前30 min左右再补充175～250 ml。如若天气异常炎热，需要酌情增加饮水量。赛前一般不宜服用咖啡或浓茶，以免引起利尿作用，更不宜饮用含有酒精的饮料。

2. 赛前热身

临赛前30 ～ 50 min开始做准备活动，一是提高自己的体温，二是提高心脏的运动适应能力。可先进行慢跑，有助于体温、心率升高。然后进行髋、膝、踝各关节和躯干的转动以及各种下肢肌肉的拉伸，最后做几次短距离的加速跑，使机体进入临赛状态，适应即将开始的剧烈运动。另外，在热身之前要排空大小便，以减轻身体的重量和负担，避免麻烦。另外，不要过早脱衣服：一是保持体温，二是防止受伤。

3. 提前到达起点

至少提前1 h到达比赛区域，检录、存包、如厕排空（到达起点前完成）后，进入规定的出发区域等待起跑。起跑等待期间继续进行轻微活动，保持身体的热度。同时，检查鞋带是否系紧，装备是否齐全。

4. 起跑

鸣枪出发时，人多拥挤，注意保持冷静，不必争先恐后，蜂拥向前，避免被碰撞挤倒。如果出现个人（鞋被踩脱等）意外情况需要处理，不能停跑下蹲提鞋，而应随着人群继续往前跑，在人流相对较少的赛道边缘寻找合适位置处理。

5. 途中跑速

马拉松赛首要原则是采取匀速跑，前2 ～ 3 km不要跑得太快，低于目标时间10 ～ 15 s，或以70% ～

80%速度跑进即可。应按照自己的节奏和计划，可以选择跟随"官兔"（配速员）或速度相当的跑者进行跟跑，有利于节省体力，控制速度。当跑到10～20 min时都会遇到"第一极限状态"现象，处置方法非常简单，放慢跑速调节呼吸或行走2～3 min即可，当"难受"劲过去再跑就会感到舒服了。

6. 上下坡

在比赛中遇到上下坡时，注意调整身体重心，尤其是躯干的倾斜角度。上坡时，身体稍前倾，适当缩小步长，加快步频，加快摆臂，采用前脚掌着地，同时配合呼吸节奏。下坡时，身体稍后倾，通过脚跟滚动到前脚掌着地，适当增加步长，降低步频，合理控制跑速。

7. 途中补给

组委会在赛事路线沿途设置用水站/饮水站/补给站，参赛跑者根据天气情况选择用水或饮水，或者两者都取用。饮水要遵循少量多次的原则，每次150～300 ml，不超过800 ml/h为宜，跑全程一般视情况15 km后开始补水，一次少量，太早补水或喝过多容易引起腹痛或尿急。能量和盐丸补充因人而异，通常跑半程马拉松最好不要饮用含糖饮料，跑全程每10 km要适量补充一次能量棒和盐丸。15 km后可根据自身情况食用组委会提供的食品补给，如香蕉、面包、番茄等。切忌在比赛中尝试未曾摄入过的运动饮料以及能量补品，以免给机体带来不适。

8. 终点前

快到终点时应避免提速冲刺，要根据自身状况匀速通过终点，否则会发生运动伤害甚至危及生命。

9. 终点前后

即将到达终点时，根据身体状况匀速通过，量力而行。到达终点后不可避免地会出现身体极度疲劳，肌肉酸痛，浑身乏力，此时：

（1）不要骤停、蹲坐或躺下休息，应向前继续慢跑或慢走，让心率逐渐恢复至正常水平。稍作调整后进行全身拉伸放松，能尽快消除乳酸的积累，调整机体血液循环，有利于加快恢复。

（2）不要立即饮用冷饮，应补充常温的矿泉水或饮料，避免冷饮引起胃肠痉挛、腹痛等疾病。

（3）领取存衣包，换上干衣服，注意保暖，以免受凉感冒。

（4）领取奖品或纪念品、成绩证书（或自行下载）。

（5）利用组委会提供的现场赛后恢复服务进行按摩放松，在适当休息和按摩放松后可以压腿放松，复原因紧张收缩的肌肉和韧带，减轻酸痛肿胀等不适。注意腿不要抬太高或太用力压腿，因为运动后肌肉疲劳，其弹性和韧性差，太用力拉伸局部韧带或肌肉可能出现撕裂。

（6）可食用组委会提供的香蕉、牛奶、面包等食品进行体力恢复。

10.异常情况的个人处理

（1）不适：若出现呼吸困难、心跳加速、头晕恶心、腿软发沉等现象，跑者可以适当减慢跑速，有意识加大呼吸深度，减少呼吸次数，或行走 2 ～ 3 min，使得大脑皮质工作正常起来，上述各种难受的感觉就会随之消失，从而迎来正常运动功能，这是由于内脏器官的活动不适应运动器官活动引起的一种正常的生理现象。如不缓解，应向志愿者或者观众示意，寻求帮助，并退出比赛进入救护站处理。

（2）腹痛：应放慢速度，同时采用深呼吸，按压疼痛部位或弯腰跑等方法进行调整。如不缓解，应向志愿者或者观众示意，寻求帮助，并退出比赛进入救护站处理。

（3）关节痛：出现膝关节或踝关节疼痛时，放慢跑步速度。

（4）小腿抽筋：疼痛感不严重的小腿抽筋出现时，应该马上减慢速度逐渐停下来，可以自己按照肌肉抽筋的反方向拉伸、按摩和揉搓抽筋部位，一旦有所缓解可以继续比赛。如果情况严重，需要在其他人员的帮助下完成拉伸，缓解后可以继续参赛。如不能缓解应进入救护站处理。

（5）其他异常情况：应减速退到赛道旁，先进行自我调整，如果症状未减轻甚至加重，可向现场医务人员或组委会寻求帮助。如果出现眼前发黑、头晕、恶心、憋气、出冷汗等症状，应立即请求帮助。

（6）高海拔：在高海拔地区参加比赛时，由于高原空气稀薄，高强度运动非常容易造成人体缺氧。为预防高原反应，马拉松全程配速通常应该比平原慢5～10 s/km。另外，高海拔的地区的紫外线强烈，应注意防晒。

（7）极端天气：赛前应及时查看天气预报，做好极端天气防护准备。如遇赛事当天极度高温或低温，应及时终止比赛，并向组委会求助，紧急情况可向公安、消防等部门寻求帮助。

（三）赛后恢复

马拉松运动后认真放松，能让跑者从运动到停止运动之间有一个缓冲和整理的过程。跑者比赛结束后不要突然停止，应变为小步慢跑逐步停止，然后进行全身放松活动。

1. 冷敷

将腿在冷水中浸泡5～10 min，再用温水浸泡5～10 min或用冷热水交替冲淋。

2. 补给

马拉松比赛结束后要合理补充营养，一方面可以消除疲劳，另一方面可以尽快恢复体能，包括机体能量物质的恢复、骨骼肌及功能的修复、免疫系统功能的恢复等。跑完1 h内，迅速保温、补水、补充食品（碳水化合物），尽快补充盐分和能量，赛后饮食要及时而全面，优选吸收快的食物。运动后脂肪类食物不宜多吃。一般地说，运动后选择碱性食物有助于恢复体能。如新鲜蔬菜、瓜果、豆制品、乳制品和含有丰富蛋白质和维生素的动物肝脏等食品，在人体消化和吸收后，可以让血液酸性降低，以消除疲劳。

参赛跑者赛后及时补充水分和电解质，可以维持机体正常的水电解质平衡。为了有效补水，必须考虑液体的成分，而且摄入的量必须比汗液的丢失量大。补液的时间越早越好，运动后应即刻补水，摄取含糖和电解质的饮料，饮料的糖含量为5%～7%，钠盐含量为30～40 mmol/L。同时，运动后喝些果汁、麦片粥、汤，吃水分多的水果和蔬菜，如番茄、葡萄、橘子、西瓜、生菜和黄瓜等。补水仍应该遵守少量多次原则，不可一次大量饮用。一次大量地饮水，只会暂时抑制口渴的感觉，但会增加机体心脏和肾脏的负担，增加血浆容量，促进排尿，反而增高机体脱水程度。

3. 洗浴

切记当天不能蒸桑拿、泡热水澡，用冷水、热水交替冲淋下肢肌肉；谨慎接受按摩。

4. 运动

加速恢复的要诀是过终点后慢慢停止，赛后半小时开始拉伸；赛后24 h可进行10～20 min慢跑，会有效帮助跑者消除疲劳。

5. 赛后进行放松的方法

上肢放松活动：站立，上肢前倾，双肩双臂反复抖动至发热止。

下肢放松运动：仰卧、举腿、拍打、按摩，拍打大腿内、前、后侧和小腿后侧肌肉，以及臀、腹、侧腰部肌肉。

团身抱膝放松运动：下蹲，低头，双手抱膝，再起身，反复多次至腰椎发热止。

全身放松运动：站立，双膝屈，双手体前扶地，再起身，起身时充分运用气息，深吸气于胸，同时上肢慢慢抬起、直立。如此反复几次，直至脉搏恢复至运动前正常脉搏。

6. 休整

此外，跑者在马拉松赛后不要急于恢复正常训练节奏，应该安排大约一周的休整时间。休整期间，跑者可以进行慢跑及下肢、躯干等部位的肌肉牵拉包括按摩，促进身体功能恢复。赛后的恢复训练要循序渐进，逐渐增加运动量。

（陈国庭　史仍飞　于芳芳）

参考文献

[1] 刘兵，吕万刚，邹溪楠，季彦霞. 马拉松赛事风险政府协调治理的理论内涵、现实困境与实现路径［J］. 武汉体育学院学报，2022，56（12）：29-35.

［2］郭明月．我国马拉松赛事应急管理研究［J］．当代体育科技，2022，12（1）：91-94.

［3］刘尹，敬龙军，郭志诚．我国山地马拉松体育赛事风险防范困境与策略——以甘肃越野赛突发事件为例［J］．曲靖师范学院学报，2021，40（6）：104-109.

［4］中国田径协会．中国田径协会路跑管理文件汇编（2023）［EB/OL/G］．（2023-03-16）［2023-08-16］．https：//www.runchina.org.cn/#/notice/notice-detail/GG20237011.

［5］史仍飞，刘宇，冯强明．马拉松与健康100问［M］．天津：天津大学出版社，2017.

十四、马拉松赛跑者常见损伤现场救护

（一）概述

马拉松赛事作为一项竞技运动具有广泛参与性、丰富商业性、较高挑战性，因而成为田径中的重要项目和诸多城市的专项赛事。作为一项超越人体生理极限的体育运动，随之而来的损伤和疾病也被多方关注。损伤（injury）是指各致伤因素作用于人体所造成的组织结构完整性破坏或功能障碍及其引起的局部和全身反应，以肌肉痉挛、肌肉拉伤、韧带拉伤、关节痛、皮肤擦伤等运动性损伤较常见。

（二）分类

根据皮肤完整性分为闭合性损伤和开放性损伤。闭合性损伤包括：肌肉痉挛和拉伤，韧带拉伤、挫伤、扭伤、挤压伤，关节脱位和半脱位、闭合性骨折等；

开放性损伤包括：擦伤、刺伤、切割伤、撕裂伤、开放性骨折等。

（三）病因与发生机制

1.运动负荷过重

马拉松比赛时间长、路程长、能量消耗大，会在短时间内对跑者的机体造成较大的负担，如果身体素质不过关，就容易造成肌肉或者韧带的损伤，其中以下肢损伤的发生率最高。

2.训练不足

动作不正确、训练水平不够。

3.运动前没有做好充足的准备活动

马拉松比赛中，如果运动前不做好热身运动或者没有做好充足的准备活动，很容易在比赛中发生损伤问题，如关节移位、韧带撕裂等。

（四）临床表现

1.疼痛

疼痛的程度与创伤的程度、部位、性质、范围、炎症反应强弱及个人耐受力有关。活动时加剧，制动后减轻，常在伤后2～3 d后逐渐缓解。

2.肿胀

因局部出血及液体渗出所致，常伴有皮肤发绀、瘀斑、血肿。严重肿胀可致局部或远端肢体血供障碍。

3. 功能障碍

常由于局部组织结构破坏、疼痛、肿胀或神经系统损伤所致。

4. 伤口和出血

开放性创伤多有伤口和出血，因创伤原因不同，伤口特点不同，擦伤伤口多较浅，撕裂伤的伤口多不规则；受伤程度和部位不同，出血量不同，若有小动脉破裂，可出现喷射性出血。

5. 全身炎症反应综合征

创伤后释放炎症介质、疼痛、精神紧张和血容量减少等，可引起体温、心血管、呼吸、血细胞等方面的异常。主要表现为：体温$>38℃$或$<36℃$；心率>90次/min或低血压（收缩压<90 mmHg）；呼吸急促（呼吸频率>20次/min）或通气过度（$PaCO_2<32$ mmHg）；外周血白细胞计数$>12\times10^9$/L或$<4\times10^9$/L，或未成熟白细胞$>0.1\%$。

6. 辅助检查

（1）指脉氧测定：了解伤病跑者氧合情况。

（2）心电图检查：判断伤病跑者有无心律失常。

（3）超声：利用便携式超声仪检查了解伤病跑者有无腹腔脏器破裂、出血。

（4）诊断性穿刺和置管检查：一般胸腔穿刺可明确血胸和气胸；腹腔穿刺和灌洗可明确有无腹腔脏器破裂、出血；放置导尿管可诊断尿道或膀胱有无损伤；

留置中心静脉导管可监测中心静脉压，辅助判断血容量和心功能。

（五）现场急救

对于各种类型的损伤现场必须妥善救护。急救措施包括循环和呼吸功能的支持；伤口的止血、包扎；骨折和脱位的包扎、固定等。优先解决危及生命的紧要问题，并将伤病跑者迅速安全地运送至定点医院。到达定点医院后应立即对病情再次进行评估。具体措施包括以下几点。

1. 维持呼吸循环功能

保持呼吸道通畅，氧气吸入，开放静脉通路。

2. 伤口处理

伤口的止血、清创、缝合、包扎、固定等。

3. 镇静止痛

正确包扎、固定及适当制动有助于减轻疼痛，剧烈疼痛者，在不影响病情的情况下合理使用镇静止痛药物。

4. 防治感染

开放性损伤在伤后 12 h 内注射破伤风抗毒素，并合理使用抗菌药物。

5. 支持治疗

维持水电解质、酸碱平衡，并给予营养支持治疗。

6. 心理支持

创伤后伤病跑者可出现恐惧、焦虑等，因此需要注意创伤后心理支持。

7. 肌肉痉挛

停止运动，拉伸肌肉，可外喷云南白药气雾剂等活血化瘀类药物。

8. 肌肉、韧带等软组织损伤

局部24 h内冷敷，防止损伤处肿胀，较重的软组织损伤也应局部固定制动；24 h后局部热敷，达到活血化瘀等功效，疼痛难忍时可口服相关镇痛、活血化瘀药物辅助治疗。一般地说，相应软组织损伤疼痛在1周左右症状逐渐缓解，如果1周后疼痛持续加重，须嘱伤病跑者至医院行影像学检查排除骨折等问题。

9. 关节脱位

能复位者可予以现场复位，局部24 h内冷敷，防止损伤处肿胀；不能复位者转至定点医院进一步检查治疗；可使用夹板进行固定，以减轻疼痛、防止再损伤、方便搬运。

10. 骨折

肢体骨折可使用夹板进行固定，以减轻疼痛、防止再损伤、方便搬运，再转至定点医院进一步检查治疗。

（六）护理

1. 护理评估

（1）健康史：了解伤病跑者受伤的原因、时间、地点、部位以及伤后表现；有无危及生命的损伤，现场救治以及转运途中伤情变化等，跑者伤前是否饮酒，是否合并高血压、糖尿病等慢性疾病，以及有无药物过敏史。

（2）身体情况：了解受伤部位，检查受伤处有无血肿、异物、发绀、肿胀、疼痛及功能障碍；有无合并其他脏器损伤，观察跑者意识、生命体征、尿量等。

（3）心理社会情况：评估伤病跑者有无紧张、恐惧、焦虑等心理问题。

2. 护理诊断

（1）疼痛：与创伤、局部炎症反应或伤口感染有关。

（2）组织完整性受损：与组织器官受损伤、结构破坏有关。

（3）体液不足：与损伤后失血、失液有关。

（4）潜在并发症：休克、感染、挤压综合征等。

3. 护理目标

（1）伤病跑者生命体征平稳。

（2）伤病跑者疼痛症状逐渐减轻。

（3）伤病跑者伤口得到妥善处理，受损组织逐渐恢复。

（4）伤病跑者无并发症产生或并发症能被及时发现和处理。

4. 护理措施

（1）急救护理：现场经简单的评估，立即展开救护，必须优先抢救的急症包括呼吸心搏骤停、窒息、大出血、张力性气胸和休克。主要措施：① 保持呼吸道通畅，建立静脉通路，氧气吸入；② 心肺复苏，胸外心脏按压，人工呼吸；③ 止血及封闭伤口，采用手指压迫、加压包扎、扎止血带等方法迅速控制伤口出血；④ 恢复微循环；⑤ 监测生命体征。

（2）包扎与固定：目的是保护伤口、减少污染、压迫止血、固定骨折、减轻疼痛；肢体骨折或脱位可使用夹板进行固定，以减轻疼痛、防止再损伤、方便搬运。较重的软组织损伤也应局部固定制动。

（3）缓解疼痛：疼痛严重者遵医嘱使用镇静、止痛药物。

（4）伤口护理：开放性伤口行清创术后，应抬高制动，注意伤口有无出血、感染、肢端循环情况，定时更换伤口敷料，遵医嘱使用抗菌药物和破伤风抗毒素；软组织损伤抬高或平放受伤的肢体，24 h 内局部冷敷和加压包扎，以减少局部组织的出血和肿胀，伤后 24 h 改用热敷，促进血肿和炎症的吸收。

（5）健康教育：① 参赛前做好身体体能的准备工作；② 定期体检；③ 避免在温度过高或过低的环境中跑步（户外温度在 30℃ 以上或 0℃ 以下）；④ 比赛过程中及时补充水分。

（杨杏静）

参考文献

[1] 高丽香，袁慧书. 马拉松运动常见的运动损伤及其影像

改变 [J].中华放射学杂志，2019，53（10）：908-910.

[2] 陈垍航，毕擎.杭州山地马拉松赛运动损伤情况及影响因素分析 [J].中国运动医学杂志，2016，35（6）：557-560.

[3] 陈锐.马拉松运动损伤的影响因素的研究 [J].饮食保健，2018，5（12）：71.

[4] 林焯辉.马拉松赛的运动损伤调查与分析——以广州马拉松业余参赛者为例 [D].广州体育学院，2018.

十五、马拉松赛跑者意外低体温救护与预防

（一）概述

意外低体温（accidental hypothermia）又称失温症，是指各种因素导致的人体核心体温意外降低至35℃（95°F）以下出现的病理生理反应。当马拉松赛跑者长时间暴露于寒冷环境中，体温调节机制疲乏不能产生足够热量，温度流失又过快，维持不了核心温度，就会出现意外低体温。意外低体温若得不到及时纠正会导致心脏、脑等重要器官功能出现严重障碍甚至死亡。

（二）病因与发生机制

人体是通过不停地产热和散热来维持着体温的相对稳定，尤其是保持大脑等重要脏器的温度基本不变。一旦机体温度流失过快，人体的体温调节系统能力受

限，无法产生足够热量维持核心温度，就会发生意外低体温。马拉松比赛过程中跑者发生意外低体温的主要因素如下。

1. 环境因素

（1）低温高寒区域与气温骤降：高海拔高寒、高纬度低温的地域是意外低体温的易发区域，在非冬季节，气温的骤然下降导致环境温度低于20℃也会引发马拉松赛跑者意外低体温，0℃～10℃是失温的高发温度区间。

（2）降水（雪）与冷水浸泡：水的比热容为空气的3倍，其导热性强于空气，当衣物被雨雪水或江河湖海水浸湿时，体温会加速下降。

（3）风力：空气的流动会带走体表热量并加速人体水分蒸发。

2. 个体因素

（1）能量摄入不足：足够的能量摄入是维持体温的基础，能量摄入不足会引起体温下降，在失温环境中，肾上腺激素与甲状腺激素的大量分泌会使人体代谢加快，能量摄入缺口放大而加速意外低体温出现。

（2）体脂率低：人体脂肪组织既储能又保温，肌肉组织降温时间与体脂率成反比，较高的体脂率可减缓意外低体温的发生，过低的体脂率在意外低体温条件下会显著加速低体温出现。

（3）体能消耗：意外低体温早期肌肉组织的不自主收缩，即寒战，可通过产热对抗温度的丢失，短时间内是自我保护性体温维持反应，但长时间处于失温条件下，自主和不自主肌肉运动通过体能消耗产生的热量不但无法维持体温，反而会加速人体意外低体温的出现。

（4）基础疾病：意外低体温对人体的基础代谢、心血管系统、呼吸系统、中枢及周围神经系统、血凝系统、消化系统等均可产生影响，故患有基础疾病的人员在意外低体温状况下救治会更加困难。

（三）临床表现

意外低体温的主要表现有：寒战、四肢冰冷、面色苍白、言语不清、肌肉不自主收缩、精神神经功能障碍（呆滞、记忆力减退、情绪改变或者失去理智，出现幻觉、嗜睡、昏睡甚至昏迷）等。核心温度<28℃的患者会出现反常暴露（反常脱衣）现象。

（四）诊断与鉴别诊断

意外低体温诊断金标准：将食管温度探头自口或鼻送至食管下1/3处测量核心温度<35℃。但马拉松比赛一般在户外举行，无法对跑者核心体温精确测量，一般多采用瑞士低温临床分期对意外低体温的跑者进行评估（HT Ⅰ～HT Ⅳ期）。

HT Ⅰ期（35℃～32℃）：跑者感到寒冷，意识清醒，对自身及周围环境的认知能力良好，回答问题准确，浑身打寒战但可控。

HT Ⅱ期（32℃～28℃）：跑者对周围环境及自身状态的识别和觉察能力出现障碍，表现为意识模糊、嗜睡、昏睡，身体间歇性打寒战直至停止。

HT Ⅲ期（28℃～24℃）：各种强刺激不能使跑者觉醒，无自主活动，不能自发睁眼，生命体征微弱。

HT Ⅳ期（24℃以下）：无生命体征。

一般根据典型症状体征进行意外低体温分级程度的判断，但应注意与低血糖、心律失常、脑出血等疾病鉴别诊断。

（五）救护

对于出现意外低体温的跑者应该积极治疗，被动或主动地复温以及转运至温暖的环境至关重要。对于 HT Ⅰ期的跑者，建议进行被动复温，被动复温可减少对流、传导和辐射的热量损失。一般通过去除跑者湿衣服，使跑者与冷环境隔绝，避免跑者受到冷环境持续损害。在被动复温时，跑者应处于≥21℃的环境温度中，温暖的空气可减少呼吸的热量损失，使用覆盖身体（包括头部）的毯子和铝箔绝缘体可实现与冷环境的隔绝。如果跑者体温调节机制和内分泌功能正常，则可能会出现寒战，寒战可使患者核心温度提高0.5℃/h～2℃/h。

对于意外低体温而对被动复温未作出反应的HT Ⅰ期跑者或者HT Ⅱ期跑者,需要进行主动复温。主动复温包括主动外部复温和主动内部复温。主动外部复温方法包括外部使用对流加热器、温水垫、温水袋、加热毯和温水浴等,主动内部复温包括加热静脉注射液、体腔灌洗(胸腔灌洗和腹腔灌洗)、血液透析、体外循环等。在寒冷的环境中,静脉注射液可能会加重体温过低,故静脉注射液应加热至38℃~42℃,以防热量进一步流失。体腔灌洗指使用温热的液体在胸腔或腹腔中冲洗,可直接促进核心升温。血液透析是最容易获得的体外复温技术,它可将核心温度提高2℃/h~3℃/h,但需要保证患者生命体征平稳。对于意外低体温处于HT Ⅲ期或HT Ⅳ期的跑者,应紧急转运至能够提供体外膜肺氧合(ECMO)或体外循环的医院进行治疗。

(六)预防

意外低体温是严重的急性伤害事件,及时、有效的救治可避免产生灾难性的后果。赛前可对参赛跑者和医疗保障人员进行意外低体温相关风险教育,此外增加相关医疗保障也至关重要。对于马拉松赛跑者来说,赛前要熟悉天气和场地情况,根据天气情况做合适的衣物和高热量食物准备,确保穿着足够温暖,衣物被打湿后尽快换下湿衣服。同时,时刻关注自身的身体状态、补充热量等。最重要的一点是，跑者应从内心对意外低体温时刻保有警惕，在追求超越极限的同时保证人身安全。

（赵　想）

参考文献

[1] 赵想，任慧娟，陈怡辉，顾斌，韩丹，陆慧红，陈鹤扬，孙贵新. 2018年上海国际马拉松赛事中意外低体温救治体会［J］. 中国运动医学杂志，2021，40（9）：709-712.

[2] 张坦，傅占江，崔澂. 由白银马拉松事件反思战时失温的防范与救治［J］. 中华灾害救援医学，2022，10（1）：39-43，48.

十六、马拉松赛跑者运动性中暑救护与预防

（一）概述

运动性中暑（exertional heatstroke，EH）是马拉松跑者最常出现的急症之一，它主要是指跑者在赛场上肌肉产生的热量比身体散发的热量还多，从而导致体内的热量堆积而造成的中暑。

运动性中暑具有死亡率较高、起病急、发展快、预后差等特点，即使能够适当降低体温及有效地进行治疗，严重者仍可危及生命，部分生存下来的重症运动性中暑跑者可不同程度遗留一些永久性神经系统损伤。跑者一旦出现运动性中暑，应给予监护、吸氧、体表降温、开通静脉补液等处理。

（二）病因与发生机制

马拉松比赛过程中跑者发生运动性中暑的主要机

制有多种。其中，对高温环境的适应能力不足是致病的主要原因。在大气温度升高（>32℃）、湿度较大（>60%）环境中，长时间跑步，又无必要的防暑降温措施时，缺乏对高热环境的适应能力者，极易发生中暑。

促进运动性中暑的原因有：环境温度过高（人体可获取热量）、产热增加（如发热、甲状腺功能亢进症、应用某些药物等）、散热障碍（如湿度过大、穿透气性能差的衣物等）、汗腺功能障碍（见于系统性硬化病、先天性汗腺缺乏症、广泛皮肤烧伤后瘢痕形成等）。

运动性中暑的易发因素包括：遗传因素、脱水（急性或慢性）、缺少在炎热条件下的适应性，还有较长时间的钠离子负平衡也是一个致病因素。此外，邻近比赛终点时，已经脱水的跑者进行冲刺，造成肌肉产生热量，加快肌肉血流速度，从而降低了深部血液流速，导致深部体温升高。在健康群体中，缺乏适应性、状态欠佳、没有经验的跑者（缺乏对热损害的判断）、盐或水的缺失、体大或肥胖、有过中暑经历、睡眠不足等常是运动性中暑的高危因素。

（三）临床表现

1. 一般表现

（1）头晕、头痛、反应减退、注意力不集中、动作不协调。

（2）口渴、心悸、心率明显增快、血压下降、晕厥。

（3）恶心、呕吐、腹泻、少尿或无尿。

（4）大汗或无汗、面色潮红或苍白、皮肤灼热或湿冷、肌痛、抽搐。

（5）发热。

2. 分级

中暑可分为轻、中、重三级。

（1）轻度中暑：又叫先兆中暑，仅有中暑症状，核心温度正常或轻微升高，无意识障碍和器官损伤表现。

（2）中度中暑：即热衰竭，常以血容量不足的表现为特征，如皮肤湿冷、面色苍白、心率明显加快、血压下降、少尿等；可有晕厥，但数分钟内自行恢复意识，无明显神经系统损伤表现（GCS评分=15）；有核心体温升高（≥38℃，＜40℃）。

（3）重度中暑：即热射病，跑者新出现以下临床表现任意一条即为重度。① 中枢神经系统损害表现（如昏迷、全身抽搐、谵妄等）；② 核心温度≥40℃；③ 多器官（≥2个）功能障碍表现（肝脏、肾脏、横纹肌、胃肠、循环、呼吸功能损伤等）；④ 严重凝血功能障碍或弥散性血管内凝血（DIC）。重度EH患者其病死率高达60％以上，即使生存也有30％以上的患者遗留有后遗症。

（四）诊断与鉴别诊断

当跑者出现上述临床表现时应考虑运动性中暑。但应注意与流行性乙型脑炎、中毒性细菌性痢疾、脑血管意外、甲状腺危象等疾病鉴别诊断。

1. 流行性乙型脑炎

有蚊虫叮咬史，夏秋季常见，体格检查时患者病理反射及脑膜刺激征均为阳性，此外还可根据病史、脑脊液检查进行鉴别。

2. 中毒性细菌性痢疾

是由志贺菌属引起的肠道传染病。感染症状重，可通过病史、血液生化指标、大便常规、大便培养等鉴别。

3. 脑出血

患者一般有情绪激动、过量饮酒、过度劳累等诱因，且有原发性高血压史，常伴有肢体瘫痪等局灶神经缺损体征及头痛呕吐等颅内高压症状，可行头颅CT等检查鉴别。

4. 脑梗死

患者发病前可有短暂脑缺血的表现，如头晕、头痛、突然不会讲话、一侧肢体乏力麻木等；常伴有失语、肢体瘫痪等局灶神经缺损体征，意识多数清醒，可根据病史、症状体征、头颅CT或MRI等检查鉴别。

5. 甲状腺危象

患者有甲亢病史，多在甲亢未治疗、控制不良、手术创伤感染或突然停药后出现，除此之外，可根据甲状腺功能、血液生化等鉴别。

（五）救护

一旦跑者出现运动性中暑，立即予以监护、吸氧、体表降温、开通静脉补液等措施进行治疗。轻度中暑一般通过休息、脱离热环境、补水补盐等现场处置，数小时后可基本恢复。中度中暑跑者需在现场有效处置后送至定点医院进一步诊治。重度中暑跑者需要现场有效处置，尽快转运至三级以上定点医院ICU重症监护，进行急诊抢救治疗，尽力挽救患者生命。

（六）预防

做好预防至关重要，可以采取以下措施。① 赛事组织者宜将马拉松比赛安排在春末夏初或秋季举行，这些季节气温不至于过高。② 跑者比赛前合理饮食，保持身体的水分，在比赛过程中及时补充水分。③ 比赛当日注意查看最新天气消息，穿戴合适衣物。④ 平时通过有效训练，循序渐进，提高自身生理耐受能力。

（杨　斌）

参考文献

[1] 郝俊杰，孙贵新，李昕，李钦传，刘中民. 医学救援常见慢性病急性发作的识别与处理 [J]. 中华卫生应急电子杂志，2018，4（3）：132-136.

[2] 宋青，毛汉丁，刘树元. 中暑的定义与分级诊断 [J]. 解放军医学杂志，2019，44（7）：541-545.

[3] 甘迪，季晟超，孙贵新. 2018年上海国际半程马拉松赛终点医疗保障实践 [J]. 中国急救复苏与灾害医学杂志，2020，15（3）：265-267.

[4] 曲绵域，于长隆. 实用运动医学 [M]. 4版. 北京：北京大学医学出版社，2003：453-454.

[5] 葛均波，徐永建. 内科学 [M]. 北京：人民卫生出版社，2013：916-919.

十七、马拉松赛跑者通气过度
综合征救护与预防

（一）概述

马拉松比赛时部分跑者可发生通气过度综合征（hyperventilation syndrome，HVS），也称呼吸性碱中毒综合征。通气过度综合征有各种原因，包括生理和心理因素引起的呼吸障碍，通气过度导致呼吸性碱中毒，表现为呼吸困难、心跳加速、出汗、四肢肌肉痉挛、肢体麻木、头晕、手足搐搦、$PaCO_2$降低、血液pH升高等一系列症状体征，应给予吸氧、面罩限制通气、缓慢腹式呼吸等处理。

（二）病因与发生机制

马拉松比赛过程中跑者发生通气过度综合征的主要机制可能包括以下几点。

1. 代谢增加

运动时代谢增加，肺血流量增多，从而反射性引起通气过度。

2. 肌体缺氧

长时间运动导致肌体缺氧，通气过度是对缺氧的代偿，但同时造成CO_2排出过多而发生呼吸性碱中毒。

3. 应激

比赛时，尤其是接近终点时跑者精神高度紧张，出现前反馈调节，呼吸频率增加导致通气过度。

4. 不恰当的运动方法

部分跑者动作要领掌握不好，比赛时没有注意步伐、摆臂与呼吸的协调，或冲刺阶段步伐太快，过早疲劳，而只能张口呼吸，超过体能乃至通气过度。

上述因素均可诱发患者呼吸加快，通气过度，从而导致体内CO_2不断被排出，$PaCO_2$迅速降低，血浆碳酸氢盐相对增加，引起继发性的呼吸性碱中毒等症状体征，故也称呼吸性碱中毒综合征、呼吸神经综合征、高通气综合征等。由于细胞外液的缓冲调节很有限，肌体需要通过肾脏的代偿，而肾脏的代偿需数天时间，因此低碳酸中毒和呼吸性碱中毒几乎是立即发生的。低碳酸血症可引起脑血管痉挛，脑血流减少，可导致头晕、头痛甚至晕厥等脑缺血缺氧表现。呼吸性碱中毒时血浆中Ca^+与蛋白质结合增多，游离Ca^+下降，神经肌肉应激性增高，患者感觉口周、四肢麻木，肌肉痉挛疼痛甚至发生手足搐搦。碱中毒时血红蛋白与氧亲和力增强，氧合血红蛋白不易解离，可导致心肌缺氧而出现胸闷或胸痛。

（三）临床表现

患者感觉呼吸困难、胸闷压迫感或窒息感，诉有呼吸费力，呼吸加深加快；还会感到心跳加速、心悸、出汗，少数可有胸痛；多数患者感觉四肢末端或/和面部麻木，肌肉痉挛甚至强直，部分患者出现手足抽搐；大部分患者有头痛、头晕，少数出现视物模糊，严重者可有晕厥等意识障碍。查体可见呼吸心率增快，多无其他阳性体征。血气分析 $PaCO_2$ 降低，pH 升高。心电图可见心动过速。

（四）诊断与鉴别诊断

当跑者出现上述临床表现时应考虑 HVS，依据血气分析 $PaCO_2$ 降低，pH 升高可做出诊断。但应注意与低血糖、心肌梗死、心律失常、气胸、脑出血等疾病鉴别诊断。① 低血糖：怀疑低血糖可进行快速指末血糖检测以明确诊断。② 心肌梗死：多表现心前区压榨样疼痛，12 导联心电图呈典型心肌梗死表现以资鉴别。③ 心律失常：在心电图上呈相应典型改变。④ 气胸：如跑者诉胸闷胸疼，听诊发现患侧呼吸音减弱应考虑气胸。⑤ 脑出血：跑者多伴局灶神经功能损伤及头痛呕吐等颅内高压症状。

还需注意与脱水或中暑相鉴别。由于赛程长，特别是在比赛后半程，随着运动产热、体温上升，参赛跑者大量排汗，导致体内大量水、电解质等物质随汗液丢失，当失水量达到体重的5%～10%而未能及时补充时，机体就会出现脱水症状，表现为疲乏、全身无力、少尿、口渴、头晕，严重时出现恶心、呕吐、肌肉挛痛等症状甚至出现劳力性热射病。

（五）救护与预防

主要措施包括：减少通气过度、吸氧纠正肌体缺氧；舒缓跑者紧张情绪，减轻焦虑，抑制前反馈，降低呼吸频率；通过腹式呼吸及缓慢呼吸，减慢呼吸频率，减少过度通气；采用面罩限制通气，以增加呼吸道无效腔，重复吸入面罩内CO_2，提高血液PCO_2纠正低碳酸血症。手足搐搦者给予10%葡萄糖酸钙10 ml缓慢静脉推注。

（郝俊杰　李钦传）

参考文献

［1］郝俊杰，李钦传，孙贵新，李昕，李刚，刘中民.马拉松运动员通气过度综合征的特点与处理［J］.中华卫生应急电子杂志，2018，4（5）：306-307.

［2］郝俊杰，孙贵新，李昕，李钦传，刘中民.医学救援常见慢性病急性发作的识别与处理［J］.中华卫生应急电子杂志，2018，4（3）：132-136.

十八、马拉松赛跑者脱水救护与预防

（一）概述

马拉松比赛时跑者体内热量和水分流失快，可能出现脱水。马拉松赛跑者在长距离比赛或强烈锻炼时，其生理功能和体力状态很大程度取决于液体的补充，而脱水则会严重影响体育运动能力和健康状况。因此，科学合理地补充液体，以防止脱水的发生，是十分必要的。

（二）病因与发生机制

当人类机体在高热自然环境中锻炼时，想要保持核心体温控制恒定不变，会通过大幅排汗来消除身体剩余的热能，这样就会导致体液的损失超过摄入，从而引发脱水现象。脱水会导致水盐新陈代谢失调，血脑屏障的通透性也会发生变化，从而使脑部特定地区的血液流速降低。长时间运动会对人体内分泌腺、骨骼肌、皮肤毛细血管和汗腺等脏器的活动产生影响，这些脏器的活动可以调整体温控制，使人类机体的产热和散热工作过程保持平衡。当身体长时间处在高温环境中，会导致心血管系统、体温调节和体液调节受到极端的影响，从而引发一系列应激反应，包括血管紧张程度提高、核心体温增高、中枢神经系统疲惫、肌糖原耗费增多以及体液大幅流失。所以，身体新陈代谢率和周围环境气温都会对体温控制产生重要影响。

马拉松赛跑者脱水的主要机制包括：大量出汗导致的水分经肾外丢失，剧烈运动使细胞内小分子物质增多，渗透压增高，水转入细胞内。

（三）临床表现

马拉松赛跑者脱水为运动性脱水，是一种严重的脱水，主要表现为高渗性脱水，其特征是早期出现口渴、尿少，尿钠含量也会升高，随着脱水程度的加重，口渴会变得更加明显，咽下困难，声音嘶哑，心率加快，皮肤干燥、弹性下降，乏力、头晕、烦躁；中重度的脱水症会导致面部潮红，容易产生脱水热，神经精神症状以幻觉、躁狂、定向力失常和谵妄居多，可出现晕厥，尿量也会进一步减少，直至无尿；后期若未及时干预可发展至高渗性昏迷、低血容量休克及急性肾衰竭甚至死亡。

（四）救护

1. 轻度脱水

经口直接补充水分，补水为主，补钠为辅。

2. 中重度脱水

需经静脉补充水分，可补充5%葡萄糖液、0.9%氯化钠液或5%葡萄糖氯化钠液。补液速度宜先快后慢。重度脱水者开始4～8 h补充液体总量的1/3～1/2，余量在24～48 h补完。补液总量包括已丢失量和继续丢失量，已丢失量可依据脱水程度估算，轻度脱水相当于体重的2%～3%，中度脱水相当于体重的4%～6%，重度脱水相当于体重的7%～14%，更重者可达15%以上；继续丢失量包括继续发生的病理丢失量（如呕吐、大量出汗、肺呼出）及生理需要量（约1 500 ml/d）。具体的补液速度应根据患者的年龄，心、肺、肾功能及病情而定。补钾，要在尿量＞30 ml/h后补钾，浓度为3 g/L；适当补充碱性液体纠正酸碱平衡紊乱。

中重度脱水者在建立静脉通道、吸氧后由"120"急救车转运至定点医院抢救室或ICU进一步救治。

（五）预防

在高温下，为了保障跑者的健康，不仅要根据跑者的自我主观感受来补给水分，还应该在竞赛前30～120 min进行一次补液，以保持体内处于正常的水化情况，并且在竞赛前、中、后都应该进行科学合理的补液。在运动中，应该采取多次少量的补液方式来保持水分充足。

一般地说，在比赛或训练前，应该补充300～500 ml的液体，而在高温环境中，应该增加250～300 ml，以确保运动员处于正常的水合状态。在运动中，每次补充的液体量应该在120～240 ml，建议补充的总量不要超过800 ml/h。

补液成分中，电解质是非常重要的，更是不可或缺的。在运动进程中，补足电解质可以有效地保持人体内电解质的平衡，进而有利于保持水分的平衡，促进小肠对水的吸收。汗液是一类低渗性物质，其中一般包含钙、镁、钠和钾等离子，它们会随着汗液流失。电解质的分布对于运动中汗液的流失有着重要的影响，由于流汗率的增大，汗液中的钠离子和氯离子含量会显著上升，而钾离子和镁离子的含量则基本保持不变，而钙离子的含量则会逐渐减少。

此外，补充液体中糖的含量也非常关键，因为它会影响血液的渗透压，从而影响运动的效果。研究发现，随着糖浓度的提高，血液的渗透压也会相应升高，而水的吸收率则会减少，这表明糖在小肠内的吸收量与其在溶体中的含量成正比。然而，补液中糖的浓度也不宜过高，因为过高的糖会导致补充物质无法被机体有效吸收和利用，从而影响机体对水分的吸收，从而影响机体的健康状况。研究表明，在补液中添加适量的低聚糖、果糖和葡萄糖，可以显著改善人体对糖的消化吸收和使用，从而提高补液的效果。

综上所述，及时有效的补液，包括补液的量、种类的选择，对马拉松赛跑者在运动时显得尤为重要。

（金　刚）

参考文献

[1] 郝俊杰，孙贵新，李昕，李钦传，刘中民. 医学救援常见慢性病急性发作的识别与处理 [J]. 中华卫生应急电子杂志，2018，4（3）：132-136.

[2] 郝俊杰，孙贵新，李昕，李钦传，刘中民. 医学救援中常见内科急危重症的识别与处理 [J]. 中华卫生应急电子杂志，2018，4（2）：72-75.

[3] 葛均波，徐永建. 内科学 [M]. 北京：人民卫生出版社，2013：775-778.

十九、马拉松赛跑者运动性猝死紧急救护与预防

（一）概述

运动性猝死是指因过量运动导致死亡。运动性猝死是在运动中或运动后即刻出现症状，6 h内发生的非创伤性死亡。近年来，伴随着马拉松运动的蓬勃发展，比赛期间跑者猝死事件报道引起了民众对此类运动安全问题的广泛关注。马拉松是一项公认的高强度、高负荷、长距离的极限运动，由于参赛跑者身体素质参差不齐导致运动性猝死频发是举办马拉松赛不可忽视的问题之一。

（二）病因

运动性猝死的主要病因为心源性猝死（约占80%），其次为脑源性猝死（占6%～17%）。其中，青年心源性猝死主要由肥厚型心肌病、病毒性心肌炎、

冠状动脉畸形、马方综合征、心脏瓣膜或心肌传导系统疾病引起；而40岁以上的中老年人发生心源性运动猝死则几乎全部由冠心病引起。脑源性猝死的主要原因为脑血管畸形、动脉瘤或高血压、动脉硬化所致脑卒中。此外，运动性中暑、胸腺淋巴体质、肾上腺功能不全、嗜酒及服用兴奋剂等，也是引发运动性猝死的原因。

（三）发病机制

运动性猝死是多种复杂因素综合作用的结果。

1. 在心肌纤维化、心肌肥厚、心肌炎、心肌坏死、室壁瘤等病理生理基础上出现心律失常。

2. 由机体调节机制异常导致肾素-血管紧张素系统异常、水电解质紊乱、缺氧、药物作用、血流动力学异常等。

3. 心脏的额外收缩及心率的突然加快。

4. 剧烈运动造成呼吸急促，过度换气使右心压力增高，冠状静脉与右心房阶差降低使静脉回流缓慢，冠脉系统血流迟滞，从而使得部分心肌得不到充分供氧，心脏的收缩、传导以及正常的节律受到抑制。而缺血缺氧又促使无氧代谢和酸性产物在体内聚集，组织酸中毒，心肌细胞内外离子失衡，细胞膜离子"泵"功能异常，进一步抑制心肌舒缩和传导能力，最终导致心律失常、心搏骤停。

5. 交感神经兴奋可引起冠状动脉收缩，或先收缩后舒张，而丘脑下部亦有调节冠脉血流的中枢，运动性心脏猝死的患者由于情绪及精神的高度紧张，交感神经兴奋占主导，致使冠状动脉收缩，心肌供血不足，由此进一步加剧了冠状动脉缺血性痉挛，最终导致心律失常。

（四）临床表现

猝死是指以意识突然丧失为特征的心搏骤停、呼吸停止的自然性死亡，死亡的形式和时间无法预料。大部分人可能有精神刺激或情绪波动，出现心前区闷痛，伴有呼吸困难、心悸、极度疲乏感，或表现为急性心肌梗死伴有室性早搏，最终呼吸迅速减慢、变浅乃至停止，心音消失，血压测不到，脉搏不能触及，皮肤出现发绀，瞳孔散大，对光反应消失。

（五）紧急救护

运动性猝死发病突然，防不胜防，一旦发生，现场急救人员应在第一时间启动基础生命支持，实施心肺复苏，呼叫急救系统，尽快除颤，能够大大提升马拉松赛跑者猝死的救治率。对于马拉松赛猝死跑者，时间就是生命，现场及早救治，及时、规范和有效的心肺复苏能极大程度地提高猝死救治的成功率。心肺复苏术（CPR）是针对呼吸心跳停止的急症危重跑者所采取的抢救关键措施，即胸外按压形成暂时的人工循环并恢复心脏的自主搏动，采用人工呼吸代替自主呼吸，快速电除颤转复心室颤动，以及及早使用血管活性药物来重新恢复自主循环的急救技术。心肺复苏的目的是开放气道、重建呼吸和循环。

具体实施方法如下。

1. 首先应快速判断跑者是否为猝死

比如双手拍跑者的肩部，大声呼喊，如果跑者没反应，通过视线与跑者身体平行观察胸部有无起伏，再用2～3根手指按压跑者的颈动脉判断有无搏动等来判断跑者的呼吸心跳，如果胸廓无起伏、搏动消失，则判定跑者为猝死，此时应立即将跑者转移到安全的地方，同时打"120"电话呼救，立即启动心肺复苏程序。此过程一般控制在5～10 s。

2. 人工胸外按压

这是心肺复苏的首要措施。让跑者仰卧在平实的硬质平面上，一只手掌压在另一手背上，双手交叉互扣，上身前倾，双臂伸直，垂直向下，用力并有节奏地按压跑者双乳头连线与胸骨交界处，成年人的按压深度为5～6 cm，按压频率为100～120次/min，按压30次给予2次人工呼吸，直至患者恢复自主心跳。

3. 开放气道

在开放气道前，要先检查跑者口腔有无异物，并及时清理，再使用仰头抬颏法的方式开放跑者气道。

4. 人工呼吸

一手置于跑者额部并向下压，另一只手放在跑者下颌处并向上抬，再捏住跑者鼻子，用嘴包住跑者的嘴，快速将气体吹入，吹气的量只需按照平时呼吸的量即可，每次吹气持续大约1s，吹气时看到跑者胸部有微微起伏即可。

5. 除颤

如果除颤仪到位，马上进行除颤，如果没有到位，应立即进行人工胸外按压，5个周期之后，再次评估生命体征。

6. 复苏用药

鉴于马拉松比赛发生猝死现场抢救的特殊性和局限性，复苏用药与否要视情况而论，但前提是不能妨碍或影响其他复苏措施的进行或者使抢救的连续性中断。

（六）预防

1. 运动前排查风险

研究表明，对于高龄或有冠心病史的跑者在报名或赛前进行医疗评估或干预，可能避免或降低马拉松赛事中致命性心血管事件的发生风险。在赛前对跑者进行心血管系统检查，包括心电图、超声心动图、运动负荷试验等检查，有效排查潜在疾病威胁，对有问题或者潜在疾病的人要劝阻参赛。马拉松运动导致的猝死总体风险较低，大多数是心源性猝死。赛前病史、体格检查、心电图和运动负荷试验筛查，早期心肺复苏和早期除颤可提高心搏骤停抢救成功率，降低病死率。

2. 保证充分的热身

跑者运动前热身，能让尽可能多的血液流向心肺和肌肉，提高心肺的代谢能力，以保证跑者在进入高强度运动后，人体能量代谢能满足运动的需求。

3. 运动要循序渐进

跑者训练时要遵循科学训练的原则，避免过度训练、过分紧张，避免超负荷工作和运动，跑者在赛前要保持良好的精神状态。

4. 及时补充能量

长时间运动，跑者应及时补充运动饮料、能量棒、盐丸。建议跑者每跑 5 km 喝 100 ～ 150 ml 水。夏天饮用水要保持在 8 ～ 12℃，冬天保证水温在 30 ～ 40℃。

5. 感冒、发热不运动

因为感冒发热使机体的免疫能力下降，运动会进一步加速免疫力下降，病毒易于入侵，如果入侵心肌，会形成病毒性心肌炎。跑者如果突发感冒、发热，要及时向组委会负责人申请说明放弃参赛。

6. 运动中量力而行

跑者在运动过程中一旦出现很明显的气喘、胸闷、胸痛、头痛、极度疲劳和不适，要立刻减缓运动或暂时退出比赛。

（李　昕　曹　微）

参考文献

［1］Maron BJ, Roberts WC, McAllister HA, et al. Sudden death in young athletes[J]. Circulation, 1980, 62(2): 218–229.

［2］Varro A, Baczko I. Possible mechanisms of sudden cardiac death in top athletes: a basic cardiac electrophysiological point of view[J]. Pflugers Arch, 2010, 460(1): 31–40.

［3］沈洪，刘中民. 急诊与灾难医学［M］. 3版. 北京：人民卫生出版社，2018：223–236.

［4］付金，蔡文伟. 马拉松运动中猝死的风险与预防［J］. 中华急诊医学杂志，2021，30（6）：658–660.

二十、马拉松赛跑者心搏骤停识别与现场救护

（一）概述

马拉松赛事是一项挑战人体极限的赛事。近年来，马拉松赛事在我国方兴未艾，每年在我国举办的马拉松赛事就超过140场，吸引了全世界各国、各地区的运动员、长跑爱好者的踊跃参与。在短短数年时间内，赛事总量增长了6倍，每年约有几百万人次参加各种马拉松比赛。马拉松赛事包括全马、半马等长距离比赛和10 km、5 km等健康跑比赛，根据人员参与的不同又可以分为专业组、业余组及健康跑参与组等。

随着马拉松比赛的举办频率增加，因马拉松比赛导致的心搏骤停（sudden cardiac arrest）也屡见不鲜。据统计，在马拉松赛跑者中发生心搏骤停的男女比例约为6：1，发生的年龄区间一般在24～35岁，好发的赛跑段最高为15～20 km、40～42.195 km赛段，其次为0～10 km、20～25 km赛段。对于这些心搏

骤停跑者赛事保障方均采取了赛事救援人员心肺复苏+自动除颤仪（AED）应用及后续紧急医疗服务（EMS）系统的高级生命支持等治疗，总体复苏成功率约为43.3%。如何有效地提高马拉松赛事中心搏骤停跑者的识别及现场抢救是目前马拉松赛事医疗保障工作的重中之重。

（二）病因

突发心搏骤停的原因最为多见的是心源性，约占心搏骤停原因的83%，如突发心肌梗死、严重的心律失常等，其他原因多见于张力性气胸、电解质紊乱、神经源性等。

（三）心搏骤停识别

1. 判断"现场安全"

对于突发倒地的跑者，应立即清空周围场地，将跑者移送至离开赛道的安全区域，同时建议清出一定范围的安全场地以保证救援人员和车辆的安全、及时到达。同时，应注意保护跑者隐私，严禁进行侵犯跑者隐私的摄影、拍照等。

2. 突发晕厥、意识丧失、倒地

跑者出现心搏骤停时会出现突发晕厥、意识丧失、倒地。对于非心源性心搏骤停跑者，早期会出现意识改变、倒地，主诉头晕、胸闷等不适，随着病情的变化、加重逐渐出现意识完全丧失等。心源性心搏骤停跑者则可能早期就出现完全性的意识丧失。

3. 呼吸、心跳停止

马拉松跑者出现心搏骤停时，呼吸心跳停止，可观察到无胸廓有效隆起或者只有濒死样喘息，大动脉（颈动脉、腹股沟动脉）搏动消失。救援人员应该同时判断胸廓起伏、颈动脉搏动，时间为 5～10 s。

4. 其他生命体征改变

马拉松跑者出现心搏骤停时，会出现其他生命体征改变。如瞳孔变化，在颅内压力改变时可出现瞳孔大小不一、对光反射消失等；张力性气胸可发生一侧颈静脉怒张、气管移向健侧、一侧呼吸音完全消失等；末梢循环变差，如口唇发绀、毛细血管充盈时间超过 2 s 等；四肢湿冷，等等。

综上所述，对于马拉松跑者心搏骤停的现场识别可以总结为"现场安全，叫，叫，看，摸"，即：保证现场环境安全、拍肩呼唤患者判断意识、呼唤旁人启动 EMS 系统、看胸廓、摸患者颈动脉判断呼吸心跳。

（四）心搏骤停现场救护

1. 目击者的心肺复苏救治

目击者的心肺复苏救治是指非医疗人员、非赛事急救志愿者的现场心肺复苏救治。包括受过部分专业培训、未受过专业培训的所有赛事参与者、旁观群众等。其救治方式为只要判断患者意识丧失、呼吸停止等，即刻开始有效的胸外按压。根据目击施救者的实际培训经历，可选择性地进行通气救治。如未受过专业培训或者在没有保护装置的前提下，可仅进行单纯胸外按压而不进行通气。旁观者的CPR救治也可以通过EMS系统在急救调度员的远程指挥下进行，这样可以保证CPR的有效性，即所谓的EMS协助下旁观者心肺复苏救治。

2. 赛道急救跑者/志愿者的心肺复苏

马拉松现场会根据赛程、赛道情况、天气情况安排，在赛道中每隔一定距离（250～500 m）设定赛道急救跑者/志愿者，同时配备可与急救指挥中心联系的通信设备、急救包、自动体外除颤仪（AED）等，从而确保急救人员可以在4 min的心肺复苏黄金时间内到达救治现场开展救治。

当赛道急救跑者/志愿者到达现场后应立即开展"意识判断、汇报急救指挥中心、判断呼吸心跳、有效的CPR（30∶2）、立即的AED使用"（下页图3-20-1）。"意识判断"应拍打患者双肩判断有无意识，"有效的CPR"包括按压位置在胸骨下半段；按压深度5～6 cm；按压频率为100～120次/min；保证患者胸廓完全回弹；使用随身携带的面罩给跑者进行有效通气，使用仰头抬颏法打开跑者气道、通气时间为1 s、保证患者胸廓有效隆起、避免过度通气；按压中

院外心搏骤停(OHCA)

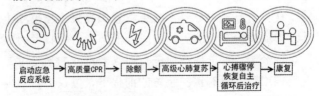

图3-20-1　美国心脏协会（AHA）成人院外心搏骤停生存链

断时间小于1 s。"AED的使用"遵循"开电源、听他说"，严格遵循语音提示操作，避免误击，及时恢复按压等。

3. 现场EMS系统救治

当赛事急救中心接到赛事急救跑者/志愿者报告，应立即调配现场EMS人员抵达心搏骤停现场。当EMS系统人员到达现场后，应使用车载设备，对患者进行有效的生命支持，包括及时有效的心肺复苏、开放气道、建立高级气道、心电监测、开放静脉通路、手动除颤、初步评估、二次评估、适时用药及可逆性病因的查找，通过团队合作进行高级生命支持（下页图3-20-2）。同时，及时向急救指挥中心报告现场情况，通过对病情的观察判断将心搏骤停跑者转运至现场医疗点或者附近的救治医疗中心进行进一步抢救。现场应注意心搏骤停跑者的保温以预防低体温，有张力性气胸的即刻留置进行胸腔穿刺、吸氧等可逆性病因的治疗。

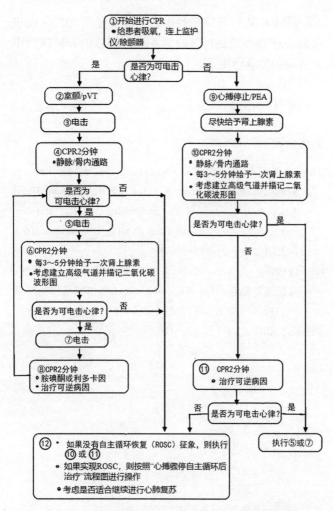

图3-20-2　美国心脏协会（AHA）成人心搏骤停救治流程

综上所述，马拉松赛跑者心搏骤停后的复苏成功率取决于赛事现场的及时发现、即刻救治、标准操作及有效的团队协作。

（季晟超）

参考文献

［1］Cheng A, Magid DJ, Auerbach M, et al. Part 6: Resuscitation Education Science: 2020 American Heart Association Guidelines for Cardiopulmonary Resuscitation and Emergency Cardiovascular Care[J]. Circulation, 2020, 142(16_suppl_2): S551-S579.

［2］许臻晔，段宝华，刘养洲，廖育鲲，诸亦然，何智纯，马宏赟，陆乐，陆一鸣. 2012—2016年中国马拉松赛事中心搏骤停案例及医学救援分析［J］. 中华灾害救援医学，2017，5（3）：121-126.

二十一、马拉松赛跑者运动性胃肠综合征救护与预防

（一）概述

根据我们多年马拉松赛医疗保障的经验，发现部分跑者会发生腹痛、恶心甚至呕吐和腹泻等胃肠道症状，我们总结为马拉松赛跑者运动性胃肠综合征，关于其临床表现特点、发病机制、救治和预防措施现总结如下。

（二）临床表现和发病机制

马拉松赛跑者运动性胃肠综合征主要表现为上腹痛、胃胀、嗳气、恶心，严重者会出现呕吐，腹泻较少见。多发生在开始运动后不久，这些胃肠道症状与运动量无关，可能是因热身不充分、呼吸方式和呼吸节律不恰当导致的膈肌痉挛、胃痉挛等引发；也可能在马拉松赛跑前刚进食结束或者进食太多或者大便积累较多，导致消化道内容物太多，跑起来后这些东西在管道里挤压

冲击大小肠道的管壁或者在接口处转弯处挤压形成疼痛；还有些胃肠道症状与运动过量导致胃肠缺血缺氧有关，这种情况一般容易出现在耐力运动项目中，如马拉松后半程、中长跑、长距离游泳等；严重的可以出现运动应激性溃疡和消化道出血，表现为呕血或黑色便等，这种情况一般多是跑者患有消化性溃疡、炎症性肠病等基础疾病，运动诱发基础病急性发作导致。

（三）鉴别诊断

1. 急性胸肋痛

跑者多发生在下肋部，痉挛的部位一般为呼吸肌（肋间肌和膈肌），多是因为热身不充分，在长跑前期的剧烈的活动中，交感神经兴奋，激动呼吸肌，使之紧张而痉挛；或是在身体活动需氧量加大时，呼吸不得法，只是加快呼吸频率而呼吸表浅，也能引起呼吸肌的紧张导致痉挛。在停止跑步的时候一般会自然消失。

2. 急性冠脉综合征

也可表现为上腹痛，但多为心前区压榨样疼痛，多伴有胸闷、呼吸困难甚至出现休克表现，按压腹部不能缓解。

3. 通气过度综合征

参见"十七、马拉松赛跑者通气过度综合征救护与预防"（本书第126～127页）。

我们在马拉松终点区域配备有便携式超声设备，

可进行现场检查协助诊断。

（四）救治

如果出现了上述情况，应该教导跑者：首先调整运动的速度和动作频率，按住疼痛的部分深呼吸调整，并尝试以下三种缓解胃、膈肌痉挛的方法。

1. 跪姿前倾

让跑者双膝跪地，从膝盖到脚趾都要接触到地面，上半身保持直立，双手自然下垂，缓慢坐下，直到体重完全压在脚踝上，双手自然放在膝上，保持正常呼吸；保持该姿势约30 s，放松后再将上半身向前倾；重复做3 ～ 5次。该动作有助于消除胀气、胃肠综合征（如胃肠痉挛等），还可强化大腿肌肉。

2. 伏地挺身

让跑者俯卧（趴在床或地板上），全身放松，前额触碰地面，双腿伸直，双手弯曲与肩平放，手肘靠近身体，掌心向下，双手支撑，抬起头、胸部，双腿仍接触地面，直到感觉胸腹完全展开；保持该姿势约10 s；重复做3 ～ 5次。这能消除胀气、解除便秘、锻炼背肌，对脊椎矫正也有一定的帮助。

3. 站立弯膝

让跑者双脚分开与肩同宽站立，双手轻放膝上，身体微向前弯，深吸一口气，吐气时缓慢收缩腹部肌肉，让腹部肌肉呈凹陷状，但不要勉强用力，否则会感到不舒服；保持该姿势 5 ～ 20 s，不要憋气，然后顺势将肺部气体排出，放松肌肉；重复 4 ～ 7 次。这个动作对缓解消化不良与便秘很有帮助。

如经上述处理仍不能缓解，应及早寻求医护人员的帮助。

（五）预防

1. 马拉松赛跑前充分热身

跑者在赛前要充分热身，对于保障机体迅速有效进入比赛状态至关重要，并且能避免肌肉拉伤、通气过度等诸多运动性损伤，无论怎么强调比赛前热身的重要性都不为过。

2. 跑前 2 h 避免进食

跑者在赛前避免进食高纤维食物以及牛奶、豆类等容易产气食物，也可有效减少比赛时腹痛的发生；某些甜食也可引发胃肠的不适；在摄入补充能量的食品和饮料时，注意其组成是否含有像山梨糖醇、甘露醇之类的醇物质；避免食用以果糖为主要成分的凝胶，这类甜食可导致胃肠不适。

3. 养成记录饮食的习惯

跑者可有意识地记录一周都吃了什么食物，跑步前都吃了什么，吃了之后在跑步的时候出现了什么特殊情况；时间长了，跑者就会找出规律，例如中午只吃了一份沙拉然后在下午开始长跑训练，晚饭前什么都没吃，这样就很容易出现肚子痛的症状；慢慢地，跑者就会记住跑步前应该吃什么，不应该吃什么。

4. 跑步中注意补充液体

如果跑步时间＜1 h，跑者每15 min应喝水150～300 ml，如果跑步时间在1～3 h，要及时补充糖水，以免出现低血糖；跑者运动前补充足够的水分可以让胃肠更好的蠕动，促进大肠对水的吸收；但不要喝冰水，剧烈的刺激可能会导致胃痉挛。

5. 跑前体检

建议跑者在跑前参加相关体检，患有消化性溃疡、炎症性肠病等基础胃肠道疾病的跑者，为安全起见，不要参加马拉松赛。

（胡　森）

参考文献

［1］郝俊杰，孙贵新，李昕，李钦传，刘中民. 医学救援常见慢性病急性发作的识别与处理［J］. 中华卫生应急电子杂志，2018，4（3）：132-136.

［2］郝俊杰，孙贵新，李昕，李钦传，刘中民. 医学救援中常见内科急危重症的识别与处理［J］. 中华卫生应急电子杂志，2018，4（2）：72-75.

［3］郝俊杰，李钦传，孙贵新，李昕，李刚，刘中民. 马拉松运动员通气过度综合征的特点与处理［J］. 中华卫生应急电子杂志，2018，4（5）：306-307.

二十二、马拉松赛跑者肌肉骨关节损伤急性期处理、康复与预防

（一）概述

过去的几十年里，参加马拉松赛等路跑运动已经在世界范围内成为一种受欢迎的锻炼方式，随着参与人数的持续增加，与马拉松赛跑步相关的损伤发生概率也随之增加。虽然马拉松跑步对健康有诸多益处，但是马拉松赛跑者受伤风险较高，其中以肌肉骨关节损伤最为常见，以下肢肌肉骨关节损伤发生率最高。故需要采取策略来预防跑者在比赛中各种肌肉骨关节损伤的发生，并在肌肉骨关节损伤急性期采取合理的救治措施帮助跑者尽快康复。

（二）危险因素

马拉松赛跑者肌肉骨关节损伤的各种危险因素通常分为内在危险因素和外在危险因素。内在危险因素

主要包括个体固有的变量和解剖学因素，如性别、年龄、身高、体重、饮食、损伤史、股骨前倾、膝内翻或外翻、平足或弓足、骨密度、肌肉柔韧性和下肢长度差异；外在危险因素包括训练变量，如里程、环境、配速、训练方式、装备（鞋、鞋垫）和训练场地等。

1. 性别和年龄

可能对马拉松跑步相关肌肉骨关节损伤有一定的影响，但是目前对此的研究数量较少，仍缺乏确定性的证据。有限的证据表明：男性，尤其是对于40岁以下的年轻男性来说，比起女性发生跑步相关肌肉骨关节损伤的风险更高。

2. 既往受伤史

充分的证据表明，既往受伤史是跑步相关肌肉骨关节损伤的危险因素。而有限的证据表明，既往受伤史是引起特定部位跑步相关损伤的危险因素，包括运动相关腿内侧痛（medial exercise-related leg pain）、中段跟腱病、胫骨损伤、膝盖和小腿损伤等。例如，存在长期运动相关腿痛病史的跑步者，运动相关腿痛复发的风险更高；在过去12个月内发生的下肢损伤是膝关节损伤的危险因素；陈旧性胫骨损伤史是胫骨损伤的危险因素；既往跟腱疾病是导致中段跟腱病的显著危险因素等。

3. 力分布模式

有限的证据表明，一些力量分布因素/模式是跑步者小腿损伤、跟腱病和髌股关节疼痛的危险因素或保护因素。例如，与发生过小腿损伤的跑者相比，没有发生小腿过度使用损伤的跑者前足平面的力中心（center of force，COF）变化更快，足外侧边缘的受力和负荷更低，前足平面力中心的定向位移幅度也更低。

4. 力线

有限的证据表明，腿长的微小差异是整体跑步损伤的危险因素；同样的，过大的结节沟角（tubercle sulcus）和膝关节内翻也是胫骨损伤的危险因素。正常的力线结构是避免跑步相关肌肉骨关节损伤的保护因素。

5. 运动经验

研究显示，新手跑步者的损伤风险显著高于休闲跑步者的损伤风险，前者为17.8%，后者为7.7%。

（三）临床表现与诊断

需要根据跑者的病史、训练情况、损伤细节及辅助检查等进行综合分析。

1. 病史

（1）既往慢性疾病史、手术史、运动损伤病史及诊疗记录。

（2）目前的训练模式，包括里程、频率、训练方法及近期训练变化情况；训练场地，包括近期的变化。

（3）详细的训练史，包括跑步和竞赛经历。

（4）鞋和矫形器的使用情况，包括鞋在近期的变化。

（5）除跑步之外的其他体育活动。

（6）药物和补充剂的使用情况。

（7）损伤细节，包括症状存在的部位、持续时间、性质、传导性、加重或缓解因素等。

2. 具体损伤类型

（1）胫骨内侧应力综合征（medial tibial stress syndrome，MTSS，也称胫骨疼痛综合征）

1）发生机制：① 跑步时在着陆和推进过程中，胫骨后肌、比目鱼肌和/或趾长屈肌的重复收缩会对胫骨产生过度的压力，导致骨膜附着处的炎症；② 跑步时落地阶段肌肉收缩和垂直着地反馈对胫骨造成重复性、持续性的应力，造成骨重塑能力的不足。

2）临床表现与诊断：为局限于某一腿部区域的疼痛；存在局部肿胀和局灶性骨压痛；奔跑或跳跃等冲击令疼痛加剧；单腿跳跃试验阳性具有高度提示意义。注意与胫骨应力性骨折鉴别，大多数应力性骨折患者会出现可触及的局部压痛，而MTSS患者的压痛更为弥散且无可触及的单个病变区域，完善X线及CT等影像学检查可鉴别。

（2）足底筋膜炎

1）发生机制：在跑步的脚跟撞击阶段，脚后跟是第一个接触点，它需要吸收高达体重三倍的冲击力，吸收和传递这种冲击的能力取决于足底筋膜、足底脂肪垫和足部固有肌肉的弹性。随着年龄的增长或长时间的重复使用，足底筋膜和脂肪垫的吸收能力可能会下降，导致负重时足底筋膜无法支撑施加在身体上的负荷。

2）临床表现与诊断：足跟下部疼痛，具有起步时加重的特性。常在晨起或停止活动一段时间后，迈出第一步时足跟痛加重。疼痛通常会随着活动量逐渐增加而减轻，但到一天结束时或经过长时间负重后症状又有所加重。足趾背屈绷紧足底筋膜的情况下，沿筋膜从足跟向前足触诊，可找到分散的压痛点。完善影像学检查有助于排除跟骨应力性骨折。

（3）髌股关节疼痛（patellofemoral pain，PFP）

1）发生机制：跑步时股四头肌的重复收缩可能导致髌股关节的高压缩负荷，导致关节应力增加。

2）临床表现与诊断：膝关节疼痛可见于单侧或双侧膝关节，通常在蹲、跑、久坐或上下台阶时加剧，疼痛一般模糊地定位在髌骨下或者周围，一些患者可能会有"打软腿"表现。膝关节MRI及肌骨超声检查有助于评估患者髌周软组织及肌腱附着点情况，可与髌骨软骨软化症、关节软骨损伤、髌股关节炎等鉴别。

（4）髂胫束综合征（iliotibial band syndrome，ITBS）

1）临床表现与诊断：在髂胫束跨过股骨外侧髁的部位出现疼痛，疼痛性质可能为钝痛或烧灼痛，偶尔会沿大腿向上朝髋部放射。跑步者可能会在跑步时，足部着地前或着地时出现此部位的疼痛，且疼痛在停止运动后仍旧存在。尤其在进行反复屈伸膝关节的活动时，如骑行、上下楼梯或坐立体位变化。髂胫束跨过股骨外上髁处压痛、Noble压迫试验阳性及Ober试验阳性对诊断ITBS有所帮助。

2）鉴别诊断：髂胫束综合征在髂胫束跨过股骨外上髁处压痛且髌股关节无压痛，可与髌股疼痛相鉴别；外侧半月板损伤患者的半月板挤压试验通常为阳性，而Noble试验为阴性，此与髂胫束综合征患者查体相反，可据此鉴别；可通过特定部位压痛（如外侧副韧带前下方压痛）及病史（如下坡跑步）与腘肌肌腱炎鉴别。

（5）应力性骨折

特定的重复运动会使跑者容易发生特定部位的应力性骨折，跑者的应力性骨折最常见于胫骨，但所有下肢骨骼都可发生，包括跖骨、足舟骨和股骨颈。

（6）肌腱损伤

跑者的多个部位都易出现肌腱损伤，其中跟腱损伤最为常见。其他部位包括腓骨肌腱、胫后肌腱和胫前肌腱。

1）发生机制：体力活动期间的过度负荷被认为是肌腱病发展的主要刺激因素，重复刺激使肌腱负荷超过其生理耐受，在跑步过程中，腓肠肌和比目鱼肌产生的这种过度负荷可能会导致跑者发生跟腱病。

2）临床表现与诊断：跟腱病，通常在跟骨后部上方2～6 cm处感到疼痛或僵硬，通常为烧灼痛，随运动加剧，休息后可缓解；跟腱断裂，在涉及以足为轴转动（如篮球）或快速加速的高强度体育活动（如跑步）中可能发生，表现为踝关节后侧的猛烈撞击感，伴或不伴有剧烈疼痛或"啪"样声响，腓肠肌挤压试验（Thompson试验）可准确检查跟腱完全断裂。

（7）慢性劳力性骨筋膜室综合征（chronic exertional compartment syndrome，CECS）

肌肉间室内压力增加时会减少血流，导致代谢需求得不到满足引起的肌肉缺血和疼痛。

（8）腘绳肌损伤

大多数腘绳肌损伤为急性损伤，主诉为在高速跑或上坡跑时大腿后方突然出现锐痛，可能会出现受伤部位出现过弹响或局部皮温升高。

（9）跗管综合征（tarsal tunnel syndrome，TTS）

由胫后神经或其分支在内踝后方受到卡压所致，常出现在跖面的麻木或烧灼痛，但症状也可局限于足跟内侧的跖面，通常在跑步时或夜间加重。检查中可能存在Tinel征阳性情况。

（四）急性期处理

对于不需要进行手术治疗的肌肉骨关节损伤，急性期可按照经典的PRICE的处理原则进行干预，即保护（protect）、休息（rest）、冰敷（ice）、加压（compression）、抬高患肢（elevation），以减少肿胀与炎症，促进损伤组织修复。PRICE原则在操作过程中安全有效，适用于没有医疗经验的人员进行操作。

在最近几年，针对专业人员的POLICE处理原则被推出，包括保护（protect）、适当的负重（optimal loading）、冰敷（ice）、加压包扎（compression）、抬高患肢（elevation）。适当的负重在研究中获得较好的证据支持，但是其临床运用需要有足够的专业能力。

（五）手术治疗

当损伤的肌肉骨关节不能完成自我修复并严重影响功能时，常常需要进行手术治疗，恢复其解剖结构，再进行康复治疗，如跟腱断裂、严重的开放性软组织损伤等。对于骨折、肌腱断裂、关节软骨损伤等经专科医生评估后需要手术治疗者由骨与关节专科医生手术治疗。

（六）康复治疗

1. 康复评定

跑步相关肌肉骨关节损伤后康复评定的目的主要在于获取康复诊断（功能诊断）。有效的康复诊断可以指导康复治疗的选择和实施。康复诊断一方面需要通过评估明确损伤的病因或者相关因素，另一方面明确损伤后功能的变化。这样康复治疗的方案才可以有效促进症状的改善、结构和功能损伤的修复及活动能力的提升。

（1）感觉功能评定：主要包括疼痛评定及感觉功

能评定。

（2）运动功能评定

1）关节活动范围、肌力和肌耐力评定：疼痛、炎症及软组织结构可明显影响关节的运动功能，包括活动范围、肌力和耐力等。

2）步态分析：由于肌肉、肌腱和韧带损伤后，患肢负重疼痛，患者会尽量缩短支撑期，使健肢摆动呈跳跃性或快速前进，步幅变短。可通过肉眼观察或三维步态分析系统对步态进行评估。

3）平衡功能评定：肌肉骨关节损伤常影响运动的稳定性与协调性，因此平衡功能评定十分重要。平衡功能评定包括平衡功能评估（平衡量表、平衡仪、协调性评估）、运动控制能力评估（量表评分、三维运动分析系统）等。

（3）日常生活活动能力评定：直接测试患者的日常生活活动情况，可以采用Barthel指数评定量表、FIM量表等进行日常功能的评估，也可针对特殊部位或问题进行评估。

（4）社会参与能力评定：跑步相关肌肉骨关节损伤可不同程度直接或间接地影响患者的职业、社会交往及休闲娱乐，可应用《国际功能、残疾和健康分类》（International Classification of Functioning, Disability and Health，简称ICF系统）评估内容及评分系统进行评估。

（5）心理评定：跑步相关肌肉骨关节慢性损伤跑者可能会有不同程度的心理问题，可采用焦虑抑郁调查量表等进行具体评定。

2. 康复治疗

（1）物理治疗：根据跑步相关肌肉骨关节损伤的损伤程度和修复阶段，可适当选择物理治疗。

1）物理因子治疗：跑步相关肌肉骨关节急性损伤采用物理因子治疗具有减少出血、消炎止痛的作用，如冰敷、弹力绷带加压包扎、超短波疗法及超声波疗法。对跑步相关肌肉骨关节慢性损伤，用物理因子治疗具有消炎止痛、改善循环、防止粘连的作用，如磁疗法、干扰电、间动电、经皮神经电刺激疗法（TENS）、微波疗法、超声波疗法、光疗法及蜡疗法等。体外冲击波治疗已被用作一种无创且安全的联合偏心负荷治疗方法，在治疗髌骨和跟腱疾病方面取得了一些成功。

2）运动治疗：对关节活动受限、疼痛、肌力下降及平衡功能障碍者，常酌情选择运动疗法，如关节活动训练、关节松动术、推拿按摩、肌力训练、平衡与协调训练等。运动治疗应当把握适应证和禁忌证，训练中注意防止跑步相关肌肉骨关节损伤，避免运动过度及跌倒。

（2）作业治疗：对跑步相关肌肉骨关节损伤导致日常生活活动受限的跑者，要酌情选择治疗性作业活动、功能性作业活动或日常生活的能力（ADL）训练。

（3）康复辅具：对软组织断裂、关节不稳、关节脱位的 ADL 受限的跑者，可酌情使用矫形器具实施保护固定。

（4）药物治疗：可以根据病情的需要，酌情使用氯乙烷制冷剂疗法，外贴止痛膏或涂扶他林（双氯芬酸钠）乳剂，或口服非甾体抗炎药及局部药物封闭治疗。

3. 健康教育

（1）解除肌肉骨关节损伤跑者的思想顾虑，增强治疗的信心。

（2）预防跑步相关肌肉骨关节损伤，纠正不良姿势，维持正确体位。

（3）使肌肉骨关节损伤跑者了解肌肉骨关节损伤后的修复机制，以及不同阶段的治疗目标和方法。

（4）注意劳逸结合，避免疲劳，改善工作环境，经常变换工作姿势，坚持科学的运动方法。

（七）预防

1. 营养和补充

跑者应饮食均衡，包括摄入足够的低脂蛋白质以及所有的必需维生素和矿物质。

2. 训练变量

减少跑步相关肌肉骨关节损伤的措施包括调整训练变量，包括场地、时间、里程、频率等。

3. 热身运动

目前缺少足够的证据证明拉伸运动可以降低跑步相关肌肉骨关节损伤的风险，但仍然提倡在跑步之前进行动态热身及拉伸运动。

4. 鞋

多年来，人们通过各种方式对跑鞋进行了研究和调整，以提高跑步性能和降低受伤率。目前的系统回顾表明，最佳的鞋硬度和更软更厚的中底，可以提高性能，减少冲击力和提供缓冲；极简化的跑鞋具有提高跑步性能和经济性的优点，但是会诱发对下肢关节肌肉更大的负荷。所以建议跑者选择舒适、合脚并且适合足形的跑鞋。

5. 矫形器

足部矫形器被广泛用于治疗现有的病理状况和防止过度使用导致的损伤。用矫形器来补偿生物力学缺陷是否能有效地预防跑步相关肌肉骨关节损伤目前尚无定论，但是可能会降低部分跑步相关下肢肌肉骨关节损伤的风险（包括胫骨内侧应力综合征、髌股关节疼痛、跟腱病变和足底筋膜炎）。

6. 可穿戴技术

科技和流行文化也对跑步运动产生了影响。近几年，可穿戴技术开始变得流行起来，它可以帮助我们跟踪各种数据，包括地形、跑步速度、距离、心率、呼吸频率、步长和消耗的热量等。尽管可穿戴设备提供的实时反馈可能很强大，但需要进一步研究评估这些数据的实际应用，以提高成绩，降低受伤风险，并激励跑者，促进健身文化传播开来。

（潘惠娟　王泽宇）

参考文献

[1] van der Worp MP, ten Haaf DSM, van Cingel R, et al.Injuries in runners; a systematic review on risk factors and sex differences[J]. PLoS One, 2015, 10(2): e0114937.

[2] Kaufmann, Christoph C. Wegberger, Claudia Tscharre, et al. Effect of marathon and ultra-marathon on inflammation and iron homeostasis[J]. Scand J Med Sci Sports, 2021, 31(3): 542–552.

[3] Fields KB , Sykes JC , Walker KM , et al.Prevention of running injuries[J]. Curr Sports Med Rep, 2010, 9(3): 176–182.

[4] Van Gent RN, Siem D, Van Middelkoop M, et al. Incidence and determinants of lower extremity running injuries in long distance runners: a systematic review[J]. Br J Sports Med, 2007, 41(8): 469–480.

[5] Alexandre Dias Lopes, Luiz Carlos Hespanhol Junior, Yeung, et al. What are the main running-related musculoskeletal injuries? A Systematic Review[J]. Sports Med, 2012, 42(10): 891–905.

[6] Wen DY. Risk factors for overuse injuries in runners[J]. Curr Sports Med Rep, 2007, 6(5): 307–313.

[7] McKean KA, Manson NA, Stanish WD. Musculoskeletal injury in the masters runners[J]. Clin J Sport Med, 2006, 16(2): 149–154.

[8] Buist I, Bredeweg SW, Lemmink KAPM, et al. Predictors

of running-related injuries in novice runners enrolled in a systematic training program: a prospective cohort study[J]. Am J Sports Med, 2010, 38(2): 273−280.

[9] Bennett JE, Reinking MF, Rauh MJ. The relationship between isotonic plantar flexor endurance, navicular drop, and exercise-related leg pain in a cohort of collegiate cross-country runners[J]. Int J Sports Phys Ther, 2012, 7(3): 267−278.

[10] Middelkoop MV, Kolkman J, Ochten JV, et al. Risk factors for lower extremity injuries among male marathon runners[J]. Scand J Med Sci Sports, 2008, 18(6): 691−697.

[11] Wen DY, Puffer JC, Schmalzried TP. Injuries in runners: a prospective study of alignment[J]. Clin J Sport Med, 1998, 8(3): 187−194.

[12] HIRSCHMÜLLER, ANJA, FREY, et al. Prognostic value of Achilles tendon Doppler sonography in asymptomatic runners[J]. Med Sci Sports Exerc, 2012, 44(2): 199−205.

[13] Videbæk S, Bueno AM, Nielsen RO, et al. Incidence of running-related injuries per 1,000 h of running in different types of runners: a systematic review and meta-analysis[J]. Sports Med, 2015, 45(7): 1017−1026.

[14] Post WR. Clinical evaluation of patients with patellofemoral disorders[J]. Arthroscopy, 1999, 15(8): 841−851.

[15] Fredericson M, Wolf C. Iliotibial band syndrome in runners: innovations in treatment[J]. Sports Med, 2005, 35(5): 451−459.

[16] Lavine R. Iliotibial band friction syndrome[J]. Curr Rev Musculoskelet Med, 2010, 3(1-4): 18-22.

[17] Donoghue OA, Harrison AJ, Coffey N, et al. Functional data analysis of running kinematics in chronic Achilles tendon injury[J]. Med Sci Sports Exerc, 2008, 40(7): 1323-1335.

[18] 黄晓琳, 燕铁斌. 康复医学 [M] . 6版. 北京 : 人民卫生出版社, 2018.

[19] Moya D, Silvia Ramón, Schaden W, et al. The role of extracorporeal shockwave treatment in musculoskeletal disorders[J]. J Bone Joint Surg Am, 2018, 100(3): 251-263.

[20] Mitchkash M, Robinson D, Tenforde AS. Efficacy of extracorporeal pulse-activated therapy in the management of lower-extremity running-related injuries: findings from a large case cohort[J]. J Foot Ankle Surg, 2020, 59(4): 795-800.

[21] Raghunandan A, Charnoff JN, Matsuwaka ST.The epidemiology, risk Factors, and nonsurgical treatment of injuries related to endurance running[J]. Curr Sports Med Rep, 2021, 20(6): 306-311.

[22] Xiaole S, Wing-Kai L, Xini Z, et al. Systematic review of the role of footwear constructions in running biomechanics: implications for running-related injury and performance[J]. J Sports Sci Med, 2020, 19(1): 20-37.

[23] Finestone A, Novack V, Farfel A , et al. A prospective study of the effect of foot orthoses composition and

fabrication on comfort and the incidence of overuse injuries[J]. Foot Ankle Int, 2004, 25(7): 462-466.

[24] Bonanno, Daniel R, Murley, et al. Effectiveness of foot orthoses for the prevention of lower limb overuse injuries in naval recruits: a randomised controlled trial[J]. Br J Sports Med, 2018, 52(5): 298-302.

[25] Hooren BV, Goudsmit J, Restrepo J, et al. Real-time feedback by wearables in running: current approaches, challenges and suggestions for improvements[J]. J Sports Sci, 2020, 38(2): 214-230.